LES

MÉDECINS

DÉVOILÉS.

PAR

M. DEHAUT.

« A bas ton masque, vampire,
» et montre-nous ce laid visage! »

PARIS

CHEZ JULES LAISNÉ, PASSAGE VÉRO-DODAT,

ET CHEZ TOUS LES LIBRAIRES.

1846

IMPRIMERIE DE WITTERSHEIM, RUE MONTMORENCY, 8.

Il est certain cas où le pamphlet devient un devoir.

Le Congrès médical a réclamé des lois monstrueuses. Or, ainsi que tous les hommes, MM. les Pairs et MM. les Députés doivent tenir à la vie. Nous leur dédions cette brochure.

« Que la lumière soit ! »

LES MÉDECINS

DÉVOILÉS.

Tout diagnostic ressemble à un procès.
Le malade est l'accusé; — la maladie est le demandeur; les signes sont les témoins. — Pour le malade témoignent les fonctions naturelles; pour la maladie, les symptômes; — la nature est l'avocat-général; — le médecin, juge inhabile, comprend rarement la cause, regarde presque toujours l'affaire comme douteuse, et trouve plus simple de renvoyer les parties au conseil d'en haut. . . . .
. . . .

De toutes les calamités qui menacent l'espèce humaine, la plus terrible sans contredit est la perte de l'existence. La mort, cette nécessité providentielle, cette loi suprême de la création, chacun de nous doit la subir, mais le plus tard qu'il se pourra, mais après avoir épuisé tous les moyens que la nature, cette bonne mère, a mis à notre disposition pour conserver nos jours.

Or, si la liberté de l'homme doit être respectée, n'est-ce pas surtout dans ce qu'il a de plus précieux, la santé du corps?

Chacun de nous a le droit de poser ce principe incontestable : MA VIE M'APPARTIENT. Je suis maître de choisir le système d'hygiène qui me paraîtra le plus convenable, de prendre le médicament dont j'aurai l'espoir d'obtenir les résultats les plus avantageux. Pourquoi viendrait-on m'assigner tel ou tel remède, m'astreindre à telle ou telle ordonnance? Si je n'ai pas foi dans les médecins, malgré leur étalage scientifique, peut-on m'obliger d'avoir recours aux médecins? Si je veux me soigner moi-même, si je crois en la vertu de quelque spécifique étranger au *Codex*, si j'estime la vertu d'un baume ou d'une plante, m'empêchera-t-on de faire usage de ce spécifique, de préparer ce baume, d'acheter cette plante?

Non, ce serait une inqualifiable tyrannie. Jamais on n'osera porter une semblable atteinte à la liberté individuelle.

Et voilà pourtant ce que le *Congrès médical* demande.

Les médecins de France, au nombre de vingt mille et plus, s'entendent, se coalisent, se font un appel réciproque, et s'encouragent à défendre ce qu'ils appellent leurs droits.

Ces droits consistent à mettre l'espece humaine en coupe réglée.

Tous ces nobles fils d'Esculape exigent impérieusement qu'on livre à leur merci les trente-quatre millions d'hommes dont se compose la population du royaume. Si on les écoute, nous leur appartiendrons des pieds à la tête. Nos organes, nos facultés physiques, le sang de nos veines, les muscles de nos membres deviendront leur propriété. Les sources de la vie, les ressorts de notre organisation seront uniquement confiés à leur garde. Ils pourront tailler, rogner, couper, brûler, détruire, sans qu'on puisse exercer sur eux le moindre contrôle. Maîtres absolus de notre existence, ils nous tiendront courbés sous leur sceptre, et nous feront sentir le poids de leur colère, dans le cas où nous guéririons sans leur aveu, sans leur participation, sans leur présence.

Les pharmaciens et les vétérinaires se joignent à cette croisade universelle.

Chacun fait valoir ses titres, chacun réclame la part qui lui est due. On dessine soigneusement chaque spécialité, on se divise l'héritage. « A nous, docteurs, le droit exclusif d'ordonnance, à nous l'exploitation des maladies de l'homme! A vous, pharmaciens, le droit de fabriquer le remède et de le vendre! A vous, enfin, vétérinaires, la clientèle des bestiaux : laissez-nous les gens, prenez les bêtes!... Embrassons-nous, et que la Chambre vote. »

Mais la Chambre, une fois éclairée, ne votera pas.

Elle ne peut ainsi donner gain de cause à la secte médicale, au préjudice de la Nation tout entière. Que les médecins exercent, rien de mieux. Ils ont un diplôme et, par suite, droit de vie et de mort sur les personnes qui les honorent de leur confiance. Mais, si nous ne l'avons pas, nous, cette confiance? Si nous sommes assez ignorants ou assez fous pour ne pas croire à l'infaillibilité de la médecine, doit-on nous ôter le pouvoir de recourir à d'autres voies de guérison? Faudra-t-il qu'un œil inquisiteur vienne scruter nos domiciles et fouiller nos maisons pour y découvrir une tige illégale, une racine récalcitrante, une fiole prohibée?

Répétons-le de nouveau, ce serait le plus impardonnable des despotismes.

L'année 1846 offrirait le pendant du pacte de famine de 89. Encore ce pacte n'attaquait-il que les classes pauvres, au lieu que celui contre lequel nous élevons la voix attaque sans exception tous les hommes, riches et pauvres, et ne ménage pas même les rois, les puissants de la terre, qui, comme nous, ont une santé à défendre contre les attaques de la maladie et de la mort.

Favoriser les prétentions du *Congrès médical*, accorder à cette armée de solliciteurs et de réformistes ce qu'ils réclament, dans un intérêt purement personnel et non dans l'intérêt de tous, serait un crime de lèse-humanité. Qu'on accueille cette requête insensée, nous donnons cinquante ans à la France pour se dépeupler d'hommes et d'animaux

Raisonnons logiquement et sans colère:

Dans son Traité sur la *Brièveté de la vie humaine*, Sénèque, il y a tantôt dix-huit siècles, tenait ce langage :

« Tout homme qui, parvenu à sa trentième année, recourt à un médecin dans les souffrances du corps, est un niais ou un fou. »

Le philosophe prétend qu'à cet âge on doit en savoir infiniment plus sur son organisation physique et son tempérament qu'un étranger, quelque instruit qu'il puisse être. Sénèque n'a pas tort. A partir du moment où notre intelligence se développe, qui nous empêche d'étudier, de méditer, de comparer? La cause d'une indisposition doit nous être beaucoup mieux connue qu'au praticien qui nous palpe l'artère. Nous devinerons mieux que lui de quels excès nous devons nous préserver, quelle règle de conduite il faudra suivre pour arriver à l'expulsion du mal.

Remontons un peu les âges, et donnons un résumé succinct et rapide de l'histoire de la médecine, depuis l'origine des choses jusqu'à nos jours.

Là où le Créateur mit des êtres vivants, il dut y avoir de quoi suffire à leur alimentation corporelle, de quoi les préserver des maladies et les guérir.

A moins de nier la Providence, on nous accordera sans peine ce premier point.

Sans doute aussi voudra-t-on bien convenir que l'homme primitif n'était pas au-dessous de la brute, et qu'il avait l'instinct de rechercher, dans ce vaste jardin de la création, les plantes qui lui étaient le plus utiles, soit pour entretenir chez lui la santé du corps, soit pour chasser les maux qui pouvaient l'atteindre.

A mesure que l'espèce prit de l'accroissement, les hommes s'organisèrent en société. Chaque nation, chaque peuplade mit à sa tête un sage, qu'elle choisissait entre tous, afin de servir d'intermédiaire entre elle et le Créateur. Ces sages prirent le nom de prêtres. Ils intercédaient pour obtenir les bénédictions d'en haut, prêchaient la morale et la vertu, soignaient à la fois l'âme et le corps, et guérissaient les malades par la propriété des simples et par le magnétisme.

Plus tard, les prêtres, devenant moins humains et plus égoïstes, négligèrent leur mission sacrée de dévouement, et le nombre des maladies ne tarda pas à s'accroître.

Ici commence l'exploitation médicale, exploitation funeste qui n'a fait que se développer avec les âges.

Des individus ambitieux, rusés, méchants, hypocrites, s'appliquèrent à tirer profit d'un bienfait que la nature avait mis à la portée de tous. L'art de guérir devint pour eux une profession lucrative. Au peuple ils persuadèrent que c'était assez pour lui de s'occuper de son travail ou de son négoce, et réussirent à se créer un monopole avec la paresse et la crédulité des masses.

Près des riches et des puissants la persuasion devenait encore plus facile.

On leur faisait entendre qu'ils n'auraient plus à s'occuper que de leurs plaisirs. Un gardien vigilant ne serait-il pas là, tout prêt à deviner l'approche du mal, à le reconnaître au premier symptôme, et à trouver un remède infaillible ?

Mais, en s'arrogeant ainsi le droit de guérison, les individus dont il s'agit devaient nécessairement employer les ressources honteuses de la duperie et du mensonge. Les beaux secrets de la nature, les incontestables propriétés des simples étaient connus. Pour les rendre inutiles, pour favoriser de plus en plus le monopole, il fallait bien jeter sur tout cela de la défaveur et du discrédit. Il fallait d'autres inventions sanitaires. On trouva les minéraux et les poisons. Des pratiques odieuses prirent la place du traitement naturel, et la première des créatures descendit au-dessous du niveau de la brute, puisque celle-ci, du moins, a conservé l'instinct, nous dirons plus, la connaissance des plantes.

Néanmoins, en dépit des efforts de l'égoïsme pour anéantir jusqu'aux moindres éléments de ce que nous appelons à juste titre la science réelle, Dieu n'a pas voulu qu'on détruisît son œuvre.

De précieuses traditions ont franchi les siecles et sont venues jusqu'à nous. Des hommes persévérants et généreux, quelques bons prêtres de toutes les religions ont conservé des recettes écrites, sur lesquelles on a retrouvé l'art primitif de guérir et le détail des propriétés immenses des végétaux. Ces mêmes hommes se sont livrés à des études profondes pour arriver au soulagement de la multitude effrayante de maladies, réputées incurables par la *médecine légale*, et devant lesquelles elle n'a pas honte d'avouer son impuissance.

Proclamons-le sans crainte, le doigt du Seigneur seul a pu guider dans la route qu'ils ont suivie ces bienfaiteurs de l'humanité.

Le Christ, qui était lui-même le plus beau modèle de bienfaisance et d'amour, a dit à ses apôtres : « Allez instruire les peuples et guérir les malades. »

Et les apôtres se répandirent dans le monde, obéissant à cette parole du divin Maître, enseignant la saine doctrine, guérissant les maladies du corps et celles de l'ame ; car Jésus, en remarquant leur étonnement à l'aspect de ses prodiges, leur avait dit encore : « Vous êtes surpris de voir mes œuvres ? Je vous assure que vous en ferez de plus grandes que moi.

Dans ces premiers jours de l'ère chrétienne, nous retrouvons le magnétisme, qui existait, ainsi que nous l'avons laissé pressentir, dès la plus haute antiquité. Comment, en effet, les disciples du Christ opéraient-ils leurs œuvres miraculeuses ? Par l'imposition des mains.

A chaque page de l'Évangile vous trouverez cette phrase : « Il lui imposa les mains, et il fut guéri. »

Or, ces mains imposées sur le front des créatures souffrantes, qu'était-ce autre chose que le magnétisme ? le magnétisme, dont nos sublimes docteurs ne veulent pas reconnaître, encore aujourd'hui, la puissance, car ils ressemblent aux idoles du psalmiste.

« ils ont des yeux pour ne point voir et des oreilles pour ne point entendre. » Rien n'égale leur incrédulité sous ce rapport, si ce n'est leur incrédulité religieuse. Ils accueillent ce qui doit être nuisible et repoussent ce qui peut être utile, parce que leur cœur est endurci, leur ame plongée dans la matière, et qu'ils ignorent jusqu'au premier commandement du maître : « Aimer Dieu et son prochain. »

Nous reviendrons plus tard sur ce défaut de croyances, qui est, à notre avis, une des plaies les plus terribles du Corps médical.

Pendant les cinq ou six premiers siècles, les ministres chrétiens répandirent autour d'eux la sollicitude que leur inspirait une évangélique mission. Le règne de Dieu commençait à s'établir. Mais l'ennemi des hommes, après avoir usé de tous les moyens que lui suggérait sa ruse hypocrite, pénétra bientôt jusqu'au sanctuaire. Le relâchement envahit l'ame du prêtre : il trouva moins de plaisir à soulager les pauvres et les malades, qui retombèrent dès-lors sous la déplorable tutelle des médecins. Mille systèmes absurdes, presque aussitôt abandonnés que conçus, n'aboutirent qu'à outrager la nature, et ne donnèrent pour résultat que l'affaiblissement et la dégradation de l'espèce.

Néanmoins, à cette époque comme aux siècles précédents, on aperçut la main de la Providence qui soulevait le boisseau sous lequel des impies voulaient cacher la lumière.

Il se rencontra des personnes charitables qui firent leurs délices de l'étude des plantes, qui s'appliquèrent à composer de bons remèdes, à les distribuer gratuitement aux malades. Combien n'a-t-on pas vu de ces bienfaiteurs de l'humanité souffrante descendre sous le toit du pauvre et s'asseoir à son chevet? Dans ce nombre on citera des empereurs, des rois, des princesses, qui déposaient la pourpre et pansaient les plaies de leurs mains royales; on citera des moines, des religieuses de tout ordre, de saints pasteurs entièrement voués au soin du troupeau. Tous rivalisaient de zèle et de généreux efforts. C'était à qui aurait la gloire d'opérer le plus de guérisons sous l'œil jaloux des médecins.

Alors il n'y avait pas, comme aujourd'hui, de lois assez peu clairvoyantes pour condamner ceux dont le seul crime était d'avoir guéri des hommes abandonnés par la médecine légale.

Alors, si quelque praticien, si quelque apothicaire, orgueilleux de leurs titres, eussent été porter plainte contre ceux qu'ils traitent d'empiriqnes et de charlatans, le juge aurait répondu :

« Que les malades sortent guéris de vos mains, et jamais ils n'auront recours à d'autres. »

Résumons nos observations antécédentes.

La maladie, comme la mort, entre sans doute dans les décrets providentiels ; mais on peut soutenir, en thèse générale, que nous sommes tous nés pour atteindre aux limites de l'existence humaine. La nature ne nous a pas plus assujettis à mourir de maladie qu'à mourir de faim. En tous lieux, le Père des hommes a créé des préservatifs pour entretenir en bon état ses ouvrages. Donc les maux qui affligent l'espèce ne proviennent que de l'ignorance et de l'incurie des médecins, aidés un peu sans doute par la misère, dont ils ne sont pas les moindres propagateurs.

Napoléon, qui de son coup d'œil d'aigle embrassait tout, disait que la médecine avait tué plus de monde que la guerre. Son dessein formel était d'anéantir le Corps médical comme une institution vicieuse et perverse.

Le décret de 1809 en est une preuve.

Ce décret porte que les bonnes recettes seront achetées aux frais du Gouvernement et distribuées gratis au peuple. Le vœu de l'empereur était que chacun de ses sujets eût à sa disposition des remèdes efficaces, reconnus souverains par l'expérience, et propres à combattre toutes les maladies possibles.

Si le ciel eût permis que ce noble projet eût trouvé sa réalisation, quelle longue série de maux et d'infortunes serait déjà disparue de la terre!

Mais il ne faut pas que le lecteur nous reproche d'attaquer sans motifs graves. La logique doit dicter ici chaque phrase, des preuves doivent appuyer chaque sentiment.

Nous n'avons pas confiance aux médecins, pourquoi?

Le voici :

1° Parce que la médecine n'est pas une science ; 2° parce que les études ne sont pas faites comme elles doivent l'être ; 3° parce que la plupart des médecins sont matérialistes.

Il nous semble que voilà des allégations claires et positives. Arrivons aux preuves.

1° LA MÉDECINE N'EST PAS UNE SCIENCE. En prenant la définition la plus vulgaire, une science est un enchaînement de connaissances acquises, de vérités reconnues, de principes immuables, dont il est permis de tirer des conclusions certaines. La chimie, l'anatomie, la chirurgie, l'astronomie, les mathématiques sont des sciences ; mais la médecine est tout au plus un art, un art boiteux, sur lequel vous sautez à cloche-pied, dont les règles douteuses vous entortillent et vous perdent dans un labyrinthe où vous auriez grand besoin du fil d'Ariane.

La médecine une science? allons donc!

Dans les chemins bizarres qu'on vous apprend à suivre, vous vous heurtez à mille obstacles, vous trébuchez de système en système, vous courez en aveugles, au hasard, sans soutien et sans guide, au risque de vous casser le cou sur le premier angle du chemin.

Cela, du reste, ne vous donne que plus d'assurance.

Il s'agit de monter intrépidement à cheval sur le système qu'on a choisi, et de galoper comme un perdu au travers du champ de la vie humaine. Tant pis pour ceux qu'on écrase !

L'un déclare que la source des maladies est dans le sang. Très bien ! Le voilà qui s'attache à vos veines comme un vampire. La lancette ne suffit pas? apportez les sangsues ! Encore trop heureux si ce digne émule du docteur Sangrado ne vous administre pas de l'eau chaude en remplacement du précieux liquide qu'il vous a tiré.

L'autre appelle son confrère ignare, et prétend que toute espèce de mal vient des nerfs. C'est à merveille ! Mon gaillard vous plonge à perpétuité dans les bains froids, et vous métamorphose en grenouille.

Un troisième, s'appuyant sur un système non moins rationnel, vous condamne à la diète : ce n'est plus son affaire si vous mourez de faim.

Celui-ci, moins audacieux, adopte des mesures de temporisation. « Qu'on laisse à la maladie le temps de se produire. Permettez ! ne précipitons rien : il faut la connaître avant d'administrer le remède. » Un beau jour, il trouve son malade étendu sous la porte cochère, entouré de superbes draperies noires et parfaitement guéri de tous ses maux.

Celui-là vous couvre de sinapismes et de vésicatoires, vous applique le moxa, vous déchire avec les ventouses, et vous met, sous prétexte de vous guérir, dans un état analogue à celui du bonhomme Job.

Prenez cent médecins, vous aurez cent méthodes diverses.

La médecine, une science, bon Dieu ! C'est un tohu-bohu de contradictions, une danse macabre de théories saugrenues : c'est la représentation la plus exacte de la tour de Babel.

Tâchez d'abord de vous entendre, messieurs les docteurs. C'est le plus important, vous reviendrez ensuite à nous.

2° Les études ne sont pas faites comme elles doivent l'être. Nous prenons un personnage entièrement convaincu de l'importance de la médecine légale, — un de ces hommes comme on en trouve tant, dont la foi robuste ne peut être ébranlée, même en face de l'argumentation la plus victorieuse, — nous le prenons par le bras, et nous le prions de nous suivre dans les parages d'outre-Seine. Il se laisse conduire. Nous arrivons au Quartier Latin, nous lui montrons ce peuple d'étudiants qui grouille et fourmille aux alentours de la montagne Sainte-Geneviève, et nous ne prononçons qu'une parole, une seule :

Jugez !

En un clin-d'œil, si notre homme n'est pas aveugle, il aura saisi parfaitement les mœurs, les habitudes et la physionomie de l'endroit.

Il verra que bon nombre d'honorables familles de nos provinces envoient leurs enfants à Paris, non pour y apprendre la médecine, mais pour y culotter des pipes et faire sur la grisette des études comparées et mille investigations profondes.

Il verra que ces braves jeunes gens suivent les cours à l'estaminet, cultivent le billard avec une assiduité parfaite, et s'appliquent à exécuter le plus élégamment possible les poses excentriques, les tours de jambe gracieux et toutes les danses édifiantes en vigueur à la Chaumière et au Prado.

Il verra que presque tous ces médecins futurs travaillent régulièrement deux jours avant chaque examen, qu'ils effleurent l'épiderme de chaque question, répondent au hasard et sont reçus docteurs à *croix ou pile*.

Et, — quand notre homme aura bien examiné, scruté, médité, quand il aura compris que, sur cent élèves, dix tout au plus travaillent, et que le reste flâne, joue, rit, boit, chante et... polke, — nous lui demanderons s'il est d'avis de confier son existence, celle de sa femme et de ses enfants à ces nouveaux Hippocrates, à ces Galiens en herbe, bons enfants sans doute, gais flâneurs, excellents joueurs, francs rieurs, aimables chanteurs et joyeux... polkeurs, mais tristes et pitoyables docteurs? S'il nous répond d'une manière affirmative, nous le laisserons parfaitement libre... d'aller se promener en corbillard au Père-Lachaise.

Lorsqu'il s'agit de former des soldats ou des ingénieurs, on prend toutes sortes de précautions. L'École Polytechnique est casernée, les élèves sont astreints à une discipline sévère, chacun de leurs moments a son emploi, les études sont scrupuleusement surveillées, la paresse et le désœuvrement sont impossibles. Mais quand il s'agit de former des médecins, c'est autre chose. On n'a pas besoin de mesures aussi prudentes. Qu'ils travaillent ou ne travaillent pas, qu'importe? Ils n'auront jamais à leur disposition que la vie des hommes..., et qu'est-ce que la vie des hommes? fi donc! ce n'est plus notre affaire.

3° PRESQUE TOUS LES MÉDECINS SONT MATÉRIALISTES. Oui, certes! et nous l'affirmerons sans crainte, attendu qu'ils ne s'en cachent guère.

Ils lèvent bien haut ce glorieux oriflamme du matérialisme, ils le déploient sous le ciel, et ne voient pas, les insensés, qu'ils perdent par-là toute espèce de considération et d'estime auprès des hommes qui raisonnent et qui pensent.

Pourra-t-on jamais croire qu'au dix-neuvième siècle, en pleine Académie de Médecine, M. Rochoux, très digne membre de ladite Académie et médecin de l'hospice de Bicêtre, a offert DIX MILLE FRANCS de récompense au premier individu qui lui prouvera que nous avons une âme?

Dès l'abord, ceci paraît monstrueux ; mais l'étonnement cesse, quand on réfléchit au domicile du docteur.

Il est clair que la tête la mieux organisée, la cervelle la plus forte, l'esprit le plus lucide, jetés au milieu d'une maison de fous, ne laisseront pas que de prendre à la longue une teinte légère des mœurs de la localité. Bien certainement la proposition de M. Rochoux n'est qu'un écho très involontaire de quelque discours proféré devant lui par un de ses malades.

C'est donc à ce dernier que nous allons répondre, et nous y mettrons, en conséquence, un peu moins de ménagement que si nous discutions avec le docteur lui-même.

Ah ! les hommes n'ont point d'âme, double cerveau timbré ? vous avez trouvé cela, mon petit pensionnaire de Bicêtre ?

Vous possédez probablement à vous seul plus d'intelligence et de force de logique, plus d'esprit et de savoir que les grands hommes qui, depuis le commencement du monde jusqu'à nos jours, ont regardé l'existence et la spiritualité de l'âme comme des vérités certaines ? Tous les philosophes d'Athènes et de Rome, les Platon, les Socrate, les Sénèque et tant d'autres ; tous les Pères de l'Église, les Augustin, les Tertullien, les Origène ; tous les astres des siècles modernes, les Descartes, les Newton, les Leibnitz, les Bossuet, les Pascal, n'étaient donc auprès de vous que des écoliers dignes de la férule ?

Prosternez-vous, sublimes génies ! un aliéné de Bicêtre vous confond. Éteignez-vous, lumières resplendissantes ! la comète du docteur Rochoux brille d'un éclat bien supérieur au vôtre. Puisqu'il est homme à soutenir l'opinion de ses malades, il va donner au dix-neuvième siècle une immense impulsion dans la philosophie.

Vraiment, sur une pareille matière, on ne sait qui l'emporte de l'odieux ou du ridicule.

Le médecin ne se contente pas de vous tuer au physique, il veut encore vous assassiner au moral.

Regardez ce malheureux qui palpite sur un lit de souffrance. La douleur l'accable, il est en proie à de cruelles tortures; mais du moins une consolation lui reste. Au-delà de la tombe, il entrevoit un avenir meilleur, et près de lui l'espérance ouvre ses ailes. Mais le médecin arrive qui s'écrie : « Pourquoi lever tes regards là haut? Tu n'as eu en partage que le travail, la misère, le chagrin et le désespoir. On t'a déshérité de toutes les joies de la vie, de tous les bonheurs d'ici-bas. Et tu te figures, misérable, qu'il est un autre monde où tu vas obtenir le dédommagement de tes maux? Allons donc! tu n'as pas d'âme, entends-tu! Dépêche-toi de rendre le dernier soupir et de rentrer au néant. »

Merci, docteur!

Au fait, il nous revient à l'idée que ce héros de Bicêtre veut donner DIX MILLE FRANCS à celui qui prouvera que les hommes ont une âme.

Eh bien, morbleu! nous allons gagner cette somme, et nous l'emploierons à faire un livre que nous distribuerons gratuitement au peuple, et dans lequel nous lui expliquerons la manière de se guérir lui-même et de se passer de médecins. Il sera curieux de voir ces derniers subvenir aux frais d'impression d'un pareil livre.

Mettons-nous donc à l'œuvre.

Une première preuve de l'existence de l'ame est tirée de la croyance universelle des peuples. C'est ce qu'on nomme en bonne logique l'argument du SENS COMMUN.

Une seconde preuve se puise dans le désir invincible de bonheur que nous éprouvons tous. Or ce bonheur se réalise-t-il sur la terre? Non. Donc il doit se réaliser dans une autre vie, donc nous avons une âme immortelle, ou bien le Créateur serait un être impitoyable qui aurait mis en nous un besoin qu'il ne nous sera jamais donné de satisfaire.

Cet argument est sans réplique, à moins de nier Dieu, ce dont les médecins sont parfaitement capables.

A Bicêtre, du reste, nous ne serions pas surpris qu'on niàt le soleil.

Venons à une troisième preuve. La matière est inerte et divisible. Voilà deux de ses qualités essentielles. Prenez une cruche, docteur (ne vous formalisez pas du rapprochement), posez cette cruche sur une table, croisez-vous ensuite les bras et n'y touchez plus. Si la cruche bougeait, ce serait évidemment pour s'élancer vers vous par un élan de sympathie, mais ne craignez rien : vous pourriez vous envisager l'un et l'autre pendant l'éternité tout entière, sans qu'elle eût la moindre velléité de se remuer d'elle-même. Nous osons croire que vous aurez là-dessus l'obligeance de ne pas nous contredire. Donc la matière est inerte de sa nature. Maintenant, si vous reprenez cette pauvre cruche et si vous la jetez contre la muraille, elle se brisera ; vous verrez des morceaux, docteur, vous en verrez autant qu'il vous fera plaisir. Donc la matière se divise et peut se diviser à l'infini.

Or quel est, en nous, ce je ne sais quoi qui imprime le mouvement aux diverses parties de notre corps ?

Pour vous transporter de Bicêtre à la Faculté de Médecine, où vous avez tenu de si judicieux discours, vos jambes vous ont-elles fait violence ? Non. C'est votre volonté qui les a fait agir. Or, qu'est-ce que la volonté, docteur ? Est-ce de la matière ? cela se mesure-t-il ? cela se divise-t-il ? Pourriez-vous nous donner le quart ou le tiers d'une de vos pensées ? Nous direz-vous de quelle couleur est votre esprit, combien il pèse de kilogrammes ?

Non, docteur.

Il est bien prouvé qu'il y a chez nous une substance agissante, pensante, intelligente, une substance immatérielle. Nous avons une âme, et nous attendons le plus tôt possible vos DIX MILLE FRANCS.

Nous sommes presque honteux de remporter une victoire aussi facile.

Mais n'est-ce pas déplorable de voir des hommes, qui se donnent à eux-mêmes le titre de savants, tomber dans de si funestes écarts? La science, qui devrait les conduire à Dieu, les en éloigne. Les prodiges de la création, qui devraient les faire tomber à genoux, les rendent incrédules. Devant eux la lumière éclate, ils ferment les yeux tout exprès pour trébucher dans les ténèbres. Ah! vous ne croyez pas à l'âme? Eh bien! nous déclarons qu'il faut être doublement insensé pour se confier à vous, car nous ne voyons pas de raisons qui vous empêchent de faire sur un de vos semblables les mêmes expériences que sur un chien.

Et ces hommes demandent à grands cris qu'on leur abandonne tout ce qui respire! Ils prétendent régner en despotes sur notre existence; ils s'adressent à la Chambre, réclament de nouvelles lois plus explicites, plus positives : ils veulent qu'on leur livre la Nation tout entière, pieds et poings liés.

Pour arriver à ce but, les membres du *Congrès médical* manifestent entre eux un touchant accord. Le médecin et l'apothicaire se donnent surtout les preuves du plus noble et du plus généreux dévouement.

Ainsi le médecin s'engage à ne préparer aucune espèce de médicament. Il ne pourra jamais en avoir en sa possession, fût-ce pour lui-même et sa famille; jamais il ne devra se permettre d'en porter à ses malades.

Voilà mon apothicaire bien tranquille.

Désormais il sera sûr de vendre ses drogues, sans rivalité, sans concurrence. Il aura même la pratique du médecin. Quelle heureuse chance!

De son côté, l'apothicaire jure devant Dieu de ne pas donner le moindre conseil pour n'importe quelle maladie. Il proteste qu'il ne délivrera pas le plus léger remède sans une ordonnance du docteur, ordonnance qu'il aura soin de garder précieusement, afin que le malade ne puisse revenir avec la même, et se trouve par contrecoup dans l'obligation de payer un plus grand nombre de visites.

Service pour service. Il est difficile de mieux s'entendre.

Mais ce ne sont là que les préliminaires : le *Congrès* demande bien autre chose.

Nos aïeux, qui avaient en beaucoup de matières des idées mesquines et ridicules, s'imaginaient sottement que les médecins étaient déplacés dans certaines conjonctures. Ils croyaient, par exemple, qu'une femme, sur le point d'être mère, pouvait avoir des susceptibilités naturelles à la pudeur, et, sans ôter à ces messieurs le droit de s'occuper d'accouchements, ils avaient pensé qu'il était au moins convenable que cette femme eût la liberté du choix, si la présence d'un homme lui répugnait. Donc on avait établi des Cours, où des personnes du sexe venaient puiser toutes les connaissances voulues. On les soumettait à des examens, puis on leur délivrait un diplôme.

Or, ceci était un abus d'autant plus grave, que presque toutes nos mères de famille s'adressent aux sages-femmes de préférence aux médecins, et cela pour le motif absurde que nous avons fait pressentir plus haut. Cette pruderie fort déplacée prive nos chers docteurs de très beaux honoraires, et vous sentez que les choses ne doivent pas aller plus longtemps de la sorte.

En conséquence le sublime *Congrès* requiert impérieusement la suppression des sages-femmes.

On n'en formera plus de nouvelles. Il est à regretter qu'on ne puisse se débarrasser immédiatement de quelques-unes qui ont un titre en règle. En attendant, on trouvera moyen de partager le casuel, et c'est là le point principal. La titulaire conservera ses fonctions, mais avec l'assistance et sous les yeux du médecin. Qu'elle s'avise de donner le plus simple conseil, de prescrire une tisane ou même de tâter le pouls, on la fera casser sur l'heure. Vainement elle objectera qu'elle a fait des études spéciales, elle aura beau s'appuyer sur une expérience acquise : trop d'enfants sont procréés et naissent chaque jour pour que l'Académie de Médecine renonce à une aussi bonne aubaine.

Sachez-le donc, Messieurs les Députés, si vos épouses, à la veille d'être mères, ont cette délicatesse de pudeur, incompréhensible sans doute, mais pourtant innée chez les femmes, il faudra malgré tout qu'elles se décident à accoucher seules ou à faire venir le médecin.

Réfléchissez et jugez.

Des hommes qui ne croient pas à l'immatérialité de l'âme, et qui même ne sont pas très sûrs de l'existence de Dieu, ne peuvent comprendre tout ce qu'il y a de céleste dans le dévouement des religieuses qui se consacrent au service des pauvres. C'est pourquoi le *Congrès* demande que ces saintes femmes soient exclues des hôpitaux et des bureaux de bienfaisance.

Ceci nous semble tellement inouï et si profondément indigne que nous y consacrerons tout à l'heure un article à part.

Le prêtre lui-même ne pourra plus s'approcher de la couche du malade sans être l'objet d'une surveillance rigoureuse. On veut éloigner des malheureux tout ce qui soulage, tout ce qui console.

Le magnétisme, don de la nature, qui ne coûte rien aux hommes, sera poursuivi partout et toujours comme médecine illégale.

Fidèles à ce système de proscription, les médecins et les apothicaires réunis ne devaient pas oublier les herboristes. Dans la modeste boutique de ces derniers, l'indigent pouvait obtenir à peu de frais des plantes salutaires : c'était intolérable. On ne veut plus d'herboristes, on demande leur interdiction formelle.

La Commission nommée par le *Congrès* spécifie expressément que les personnes qui auraient *donné* des baumes, des emplâtres, des onguents ou des simples, devront être poursuivies comme celles qui les auraient vendues, et avec une égale rigueur.

Si le don de ces remèdes a causé la guérison du malade, on n'en réclamera qu'un châtiment plus dur. La charité subira le Code pénal.

Enfin, pour compléter cette épouvantable requête, les médecins prétendent qu'on doit les mettre en possession du corps de l'homme qui vient d'expirer entre leurs mains. Jadis, en effet, le cadavre d'un supplicié devenait la propriété du bourreau (1).

Non! mille fois non! jamais la Chambre ne sanctionnera de telles injustices et de telles atrocités.

Le *Congrès médical* a plus que de l'audace, il a de l'impudeur.

Quoi! c'est en France, dans le pays le plus éclairé du globe, le plus ennemi du despotisme et de l'arbitraire, qu'on viendrait ainsi s'arroger sur nous le droit de vie et de mort? C'est en France qu'on oserait nous dire : « Votre santé m'appartient; si vous êtes malade, vous guérirez par moi seul, ou vous ne guérirez pas? » Ce serait une indicible folie, et la civilisation partirait d'un immense éclat de rire au nez du législateur moderne qui autoriserait une classe de la société à tenir aux autres classes un pareil langage.

Encore une fois, que ceux qui ont confiance aux médecins les paient et les écoutent Mais, en revanche, que ceux qui les repoussent par conviction ne soient point forcés de les subir.

Toute la question réside là. Liberté pleine et entière pour la santé du corps.

(1) Si on ne leur faisait à cet égard des concessions, que nous ne craignons pas d'appeler coupables, ils pourraient disséquer seulement le corps des malades qui se donnent ou se vendent avant leur dernière heure. On invoquera peut-être l'intérêt de la science. Nous prouvons que la science est nulle ou pour le moins impuissante. Si quelque chose ici-bas doit être respecté, c'est notre dépouille mortelle.

Certes, nous ne sommes ni cagots ni jésuites, dans le sens qu'on donne vulgairement à ces deux mots. Nous sommes tout bonnement religieux, et nous nous en faisons gloire. Eh bien, ces paroles du Christ : « Allez instruire les peuples et guérir les malades, » nous ont toujours paru renfermer la condamnation expresse du corps médical. Le sens en est profond, comme tout ce qui sort de la source évangélique. « Instruisez les peuples, enseignez-leur la saine morale, soyez les médecins de l'ame ; et comme l'ame se développe avec plus de vigueur dans ceux qui jouissent des bienfaits de la santé, comme elle devient plus susceptible de recevoir l'impression de la doctrine, guérissez les malades, soignez tout ce qui souffre, devenez aussi les médecins du corps. Arrière ces laïques ambitieux et pervers, qui spéculent sur les tortures de l'humanité ! Loin de nous ces charlatans à diplôme, ces froids incrédules, ces matérialistes impurs, qui ne voient en l'homme qu'un amas de fange, et qui le traitent en vertu de leurs hideux principes ! Qu'on nous chasse ces démons qui amènent avec eux le désespoir auprès du lit de mort ! Le peuple n'en veut point, il les craint, il leur lance l'anathème. C'est au Christianisme à guérir toutes les blessures d'ici-bas. »

Nous l'avons dit précédemment, de précieuses recettes ont été conservées. La tradition nous a transmis des remèdes nombreux et infaillibles. De nos jours des hommes courageux ont lutté contre tous les obstacles et ont fait d'admirables et utiles découvertes.

Prenez ces recettes, achetez ces remèdes, encouragez ces découvertes, et rendez toute sa vigueur au décret impérial.

Bientôt on doit mettre entre les mains de chaque prêtre de nos hameaux un livre (1) qui remplacera pour eux *la Médecine des Pauvres*, *la Chirurgie des Pauvres*, *le Manuel des Dames de charité*, trois ouvrages fort utiles sans doute, mais dans lesquels se trouvent une foule d'erreurs qu'y a nécessairement glissées la médecine légale.

Ainsi le peuple des campagnes n'aura plus besoin de médecins.

En permettant au prêtre de guérir, vous ne ferez que lui resti-

(1) Ce livre aura pour titre : *Histoire de la véritable cause des maladies et des moyens de s'en préserver et de les guérir.*

tuer un droit dont on l'avait dépouillé. Tôt ou tard, la parole du Christ doit reprendre son influence sur le monde. Plus de poisons! plus de ces remèdes odieux qui minent les organisations individuelles et corrompent les races! Des simples, des remèdes naturels, administrés par des mains amies et bienfaisantes, une parole de paix et de consolation dite au chevet du pauvre, et tout ira bien.

Pourquoi, mon Dieu, persécuterait-on les personnes douées de la connaissance des bons remèdes?

Est-il, en aucun pays de la terre, une loi qui interdise aux affligés de chercher du secours? Non. Donc il ne doit pas en exister pour punir ceux à qui l'on réclame ce secours, et qui l'accordent.

Depuis dix ans, les médecins s'acharnent après les distributeurs de remèdes reconnus efficaces, obtiennent contre eux des jugements sévères; et néanmoins, depuis dix ans, plus d'un million d'individus ont été radicalement guéris par ces remèdes, malgré la Faculté, sans son assistance et ses conseils. Cette haine de la docte Académie contre tout ce qui est salutaire va si loin, qu'elle ne craint pas de s'appesantir jusque sur des médecins et des pharmaciens; car il en est de consciencieux, qui ne ferment pas l'œil à la lumière, et qui ont participé pour beaucoup à ce grand nombre de guérisons. Eh bien, ceux-là même ont été poursuivis comme faisant de la médecine illégale et du charlatanisme. Devinez-vous sous quel prétexte? savez-vous de quel crime on les accuse?

D'avoir donné des remèdes étrangers au *Codex*.

Ainsi, l'Académie de Médecine déclare modestement que son livre à elle est un livre infaillible, une Bible sainte, contenant le dogme sacré.

Malheur à celui qui voudrait y ajouter ou y retrancher quelque chose!

Elle se prosterne devant ce respectable bouquin rempli d'un fatras de maximes plus ou moins scientifiques, mais à coup sûr impuissantes à guérir les maladies qui nous affligent. Il faut que médecins et apothicaires se prosternent à leur tour et jurent fidélité, respect, soumission constante à cet autre Évangile.

En vérité, nous ririons d'une pareille folie, si les conséquences en étaient moins graves.

Nous persistons à soutenir qu'un pays bien civilisé n'a besoin ni de médecins, ni d'apothicaires, ni de code pharmaceutique.

Cependant, si l'on veut à toute force des hommes spéciaux et munis d'un diplôme, qu'on tâche du moins de nous les imposer avec aussi peu de danger que possible.

Premièrement, qu'ils aient une connaissance parfaite de l'origine et de la cause des maladies.

Secondement, qu'ils apprennent la composition des plus simples remèdes propres à entretenir la santé et à la réparer. Puis, lorsqu'ils nous démontreront par des preuves évidentes et palpables qu'ils possèdent l'art de guérir, qu'on leur permette alors de cultiver à leur guise les autres sciences. Ils n'auront plus comme aujourd'hui le cerveau bourrelé, l'esprit perdu dans un encombrement de systèmes absurdes et de théories impossibles. Ils ne sortiront pas d'une ornière pour tomber dans un gouffre. Tout ce pompeux étalage, dont s'environne la Faculté, n'impose qu'aux sots et ne peut exciter de surprise que chez les ignorants. Vous avez beau vous cacher sous la gothique défroque et les vieux galons de la science, vous trahissez involontairement votre fourberie et votre égoïsme.

Au bout du compte, il faut plus de génie pour être mécanicien, par exemple, que pour être apothicaire ou docteur.

L'admirable machine du corps humain est restée la même depuis le premier jour de la création. C'est dans le sang qu'a toujours été la vie. Le cœur, le cerveau, le foie, les poumons, les os, les muscles et les nerfs, rien n'a changé de place ; tout a été compté, réglé, disposé dès l'origine.

Avez-vous ajouté quelque chose à ce mécanisme, illustres docteurs? Qu'en avez-vous retranché, qu'y avez-vous modifié, grands hommes?

Si nous pouvions vous surprendre dans un moment d'épanchement et de franchise, vous nous avoueriez que toutes vos belles allures scientifiques servent à déguiser votre néant, et ne sont qu'une amorce à la niaiserie des badauds.

Vous faites la guerre aux charlatans? Eh! eh! pourquoi ne pas vous battre en famille?

La confiance que tant de personnes accordent encore aux médecins trouve son explication dans deux motifs très simples : 1° le diplôme, qui leur donne un cachet solennel et quasi gouvernemental; 2° la peur, ce fléau de l'espèce, qui, dans un danger quelconque, excite parfois les malheureux qui veulent le fuir à se précipiter la tête basse dans un péril plus imminent.

On craint la mort et on se réfugie dans les bras de ceux qui la donnent.

Par un simple calcul de statistique, il n'est pas difficile de prouver que, dans l'exercice de la médecine légale, s'il y a, de temps à autre, un cas de guérison, il est dû complètement à la nature, qui par hasard se trouve la plus forte.

Sur les cent derniers mille hommes qui, dans le département de la Seine seulement, ont péri victimes d'une mort prématurée, quatre-vingt-dix-neuf mille ont reçu les soins des médecins.

Sur douze cents femmes mortes de maladies de matrice, onze cents furent traitées d'après leur admirable système.

Sur mille aveugles, les neuf dixièmes au moins ont subi leur infaillible opération.

Le même résultat se remarque sur un nombre infini d'estropiés et d'impotents.

Que guérissent-ils donc ?

Ils ne guérissent ni la paralysie, ni l'apoplexie, ni la phthisie, ni l'épilepsie, ni l'hydropisie, ni les ulcères, ni les cancers, ni les dartres.... Arrêtons-nous, car l'énumération serait trop longue.

Pour la teigne, l'Académie, cette noble dame, craignant de souiller les mains délicates de ses favoris, charge des Allemands mercenaires et grossiers de faire languir les malheureux atteints de ce fléau.

Combien les médecins peuvent-ils citer d'exemples de guérison dans les maladies mentales ? Reconnaissant eux-mêmes leur impuissance absolue sous ce rapport, ils ont imaginé de donner aux fous des concerts et de leur apprendre la musique. Quand les pauvres diables auront suffisamment chanté sans résultat, les médecins, et le docteur Rochoux le premier, ne manqueront pas de leur dire :

Eh bien, dansez maintenant !

On est effrayé, si l'on songe que cinquante mille porteurs de diplômes, disséminés sur toute la surface de l'Europe, n'ont pas encore pu, en réunissant tout leur savoir, trouver un préservatif ou des moyens de guérison pour cette masse incalculable d'individus, forcés par la misère à travailler dans des lieux insalubres, ou contraints à suivre des états pernicieux (1), qui mettent à chaque instant leurs jours en péril.

L'industrie française s'enrichit pourtant de ces travaux et du désastre produit sur la santé des classes ouvrières.

Or, dès que les médecins reconnaissent en masse leur impuissance, oserez-vous écouter les folles demandes du *Congrès?* N'écra-

(1) Le *National* a dressé tout récemment la liste de ces états. Il y en a QUARANTE-DEUX, qui deviennent tous mortels à la longue.

serez-vous pas à tout jamais sa funeste ambition? Se pourrait-il qu'on poursuivît encore devant les tribunaux et qu'on jetât sous les verroux des hommes doués de la connaissance des règles de la nature, et qui s'engagent à sauver cette multitude de victimes, dont les jours s'étiolent sous le coup de l'indigence et d'un état meurtrier?

Nous sommes prêt à fléchir le genou devant le *Codex*, si l'on nous prouve que les remèdes contenus dans ce fameux livre sont bons et toujours efficaces.

Voyez, nous vous mettons à l'aise, messieurs les docteurs.

Mais vous n'aurez garde, hélas! d'entamer avec nous une discussion sur un tel sujet. Les remèdes du *Codex* infaillibles? Non, non! S'il en était ainsi, vous n'auriez pas eu besoin de réclamer de lois contre les distributeurs de remèdes niaisement appelés *secrets*. Tous les maux seraient guéris par la *médecine légale*. On ne verrait plus d'empiriques ni de charlatans. Supposons que ces derniers fassent du mal, à qui la faute? A vous, illustrissimes docteurs! à vous, nos maîtres, qui ne réparez rien, qui ne guérissez rien.

Devinez un peu pourquoi le vénérable docteur Caizergues, doyen de la très célèbre Faculté de Montpellier, n'est pas venu à Paris, bien qu'on lui eût fait l'honneur de l'appeler au sein de la Commission chargée d'analyser les travaux du *Congrès?*

Nous vous le donnons en mille.

Vous ne trouverez jamais le motif qui lui a fait décliner cette gloire. M. le ministre de l'instruction publique lui-même, dont la sollicitude a nommé le cher *doyen* membre de cette Commission, ne devine pas plus que vous l'entêtement ou le caprice qui le retiennent à Montpellier.

— Que fait donc ce diable de docteur? Il marie sa fille, peut-être?

— Non pas.

— Il se marie lui-même ?

— Par exemple ! vous le prenez pour un autre.

— Alors une clientèle nombreuse l'empêche de quitter sa ville natale ?

— Depuis longtemps il ne visite plus de malades.

— En ce cas, morbleu ! c'est qu'il plante ses choux ?

— Eh non ! le docteur Caizergues tient tout bonnement compagnie à cette méchante goutte, qui le cloue dans son fauteuil ! Sans quoi, soyez sûr qu'il eût pris la poste et fût accouru dans la capitale, pour y remplir les hautes fonctions qui lui étaient réservées. Bien certainement le docteur aurait communiqué à ses collègues les lumières de son expérience ; il aurait apporté de nouveaux moyens de guérison. Quel fâcheux contre-temps !

Mais aussi. mon pauvre doyen, pourquoi ne vous guérissez-vous pas vous-même ?

Nons n'avions pas besoin de cette nouvelle preuve de l'impuissance de la médecine légale, et la foi que tant de gens conservent encore, au sujet du pouvoir sanitaire de la Faculté, devient pour nous une énigme impossible à résoudre.

Sans quitter Paris, et dans un rayon de dix lieues aux alentours, vous trouverez vingt personnes qui possèdent l'admirable talent de remettre les membres brisés ou déboîtés. Notez, de grâce, que ces personnes n'exercent que sur de pauvres estropiés, reconnus incurables par les médecins et totalement abandonnés par eux. Tous s'en retournent guéris, et pourtant ceux qui opèrent ces cures miraculeuses n'ont jamais disséqué ni découpé d'hommes morts ou vivants.

Que répondrez-vous à cela ? par quel argument viendrez-vous nous combattre, illustres professeurs d'anatomie ?

Parcourez le royaume, et vous rencontrerez en tous lieux ces guérisseurs obscurs, que la Providence donne au peuple pour réparer autant que possible les maux que vous causez. Dans les Vosges, à une demi-lieue de Plombières, vous trouverez toute une famille qui, de père en fils, possède le secret de remettre les membres fracturés, ou mal rétablis d'abord par d'inhabiles chirurgiens. Jamais cette famille ne se trompe, elle guérit toujours, et l'on ne citera pas un seul accident arrivé par suite des procédés qu'elle met en œuvre.

Or, n'est-ce pas odieux de voir persécuter, poursuivre, condamner à la prison et à d'énormes amendes, des hommes qui se consacrent de la sorte au soulagement de leurs frères? Il est vrai qu'ils peuvent acheter le droit de remettre les fractures, en s'adjoignant quelque médecin ignare, qui fait mine de leur prêter assistance, et auquel ils versent une somme annuelle de deux ou trois mille francs. C'est plus odieux encore.

Il existe près de la capitale un homme qui tient de ses aïeux un remède spécifique contre la rage... La rage! effroyable calamité, pour laquelle la médecine ne trouve d'autre guérison que la mort! Eh bien, cet homme a sauvé la vie à des malheureux mordus d'animaux enragés, et, pour prix de cette bonne œuvre, il a subi des condamnations et des amendes.

Comment qualifier l'acte du médecin qui dénonce, et l'aveuglement de la loi qui dicte une pareille sentence?

Puisqu'un bienfait est rendu, bienfait évident, incontestable, récompensez donc et ne punissez pas! Autrement, vous ferez maudire la justice, et le sceau de l'iniquité s'appuiera sur votre front.

Que tous les juges de France, que tous les partisans des médecins se rassemblent, qu'ils fassent avec nous une convention solennelle. Ils dresseront une liste exacte des souffrances occasionnées à l'espèce humaine par les empiriques, et, pour chaque article prouvé, nous suivrons le noble exemple du docteur Rochoux : nous donnerons DIX MILLE FRANCS.

Mais, à notre tour, il s'agira de dresser une liste, et nous compterons tous les malheurs survenus par le fait de la médecine légale.

A chaque malheur cité, confirmé, clair comme l'évidence, nos adversaires s'engageront seulement à déposer CENT ÉCUS, et nous affirmons sans crainte que Sa Majesté financière, Rotschild Ier, serait bientôt un indigent auprès de nous.

Si les malades trompés par ces prétendus charlatans viennent porter plainte eux-mêmes, s'ils se déclarent accusateurs, frappez et condamnez ! rien de mieux.

Mais où sont-elles, ces plaintes? Où nous montrerez-vous ces accusations ?

Comment, vous ne rougissez pas d'enlever au pauvre, que le séjour d'un hospice épouvante avec raison, vous ne rougissez pas, disons-nous, de lui enlever le droit de se faire guérir comme bon lui semble, par qui bon lui semble, à peu de frais et sans discontinuer son travail ?

Si quelqu'un s'adresse à ces empiriques, tant détestés par vous, c'est le pauvre; car le riche tient expressément à mourir dans les règles de l'art. La médecine *illégale* est innocente, parfaitement innocente du trépas de beaucoup d'éminents et illustres personnages.

Le duc d'Orléans, dont la patrie porte encore le deuil, n'éprouvait qu'un étourdissement, une congestion cérébrale inévitable après sa triste chute. Si l'on avait consulté la médecine *illégale*, oserez-vous prétendre qu'elle ne l'eût pas sauvé ?

Cent femmes bien portantes ne manqueraient pas de périr, si elles subissaient le même traitement que sa malheureuse sœur, la princesse Marie.

Est-ce la médecine *illégale* qui a prodigué des soins aux enfants du maréchal Gérard, au fils du ministre des finances, à la fille d'Odilon Barrot ? Est-ce la médecine *illégale* qui recevait le dernier soupir de madame Berryer ?

On n'a pas oublié la mort du roi de Hollande et du roi de Suède : l'un et l'autre avaient encore dix ans à vivre.

Ce n'est pas la faute de la médecine *illégale* si l'autocrate de toutes les Russies a porté le deuil de sa fille.

Le chambellan de Nicolas, mort le 16 novembre 1845, en son hôtel à Paris, et à l'âge de 36 ans, n'a pas eu recours aux empiriques, et ceux-ci n'ont pas jeté non plus le drap funèbre sur le visage éteint de M. l'abbé Goujon, secrétaire de Monseigneur l'archevêque de Paris.

Nous ne parlons pas d'une foule d'autres morts qui ont répandu la désolation et le désespoir dans les plus nobles familles.

Croyez-vous qu'il ne soit pas possible de mettre des *ordonnances écrites* sous les yeux des tribunaux et de produire des témoins qui attesteraient le nombre inouï de saignées pratiquées sur le corps d'un malade? Certaines personnes possèdent plus d'éléments qu'il n'en faut pour intenter un procès criminel à de coupables Esculapes, qu'on ne taxe pas, eux, d'empiriques et de charlatans.

On trouvera que nous nous répétons : oui, sans doute, et c'est à dessein. Dans une question semblable, où nous avons le préjugé contre nous, il est impossible de convaincre nos lecteurs sans dire et redire les mêmes choses, sans présenter nos preuves sous mille formes différentes.

Si le *Congrès médical* l'emporte à la Chambre, il n'y a plus de sûreté pour la vie de l'homme. Le pays deviendra la proie des médecins. Chacun d'eux, selon sa manie, pourra travailler plus ou moins agréablement sur chaque victime.

Le bourreau vous expédie en une seconde, mais la Faculté met à ses opérations des formes délicates ; elle suit, pour vous envoyer en l'autre monde, la règle des plus exquises convenances.

Heureux le malade qu'elle délivre de ses maux en vingt-quatre heures !

Mais, au point de vue pécuniaire, ce traitement serait par trop expéditif. Il vaut mieux faire languir le client pendant des mois et des années, le priver de ses forces par la perte du sang, et lui interdire la nourriture qui seule peut les lui rendre. Il vaut mieux mettre en œuvre les poisons les plus dangereux, et calmer ensuite la souffrance au moyen de narcotiques préparés d'une façon très habile. Pour réveiller le sentiment dans les membres engourdis, on brûlera le patient avec des corrosifs, on emploiera le fer et le feu; puis, sous prétexte de donner sortie aux humeurs contenues en la chair tuméfiée et brûlée, on coupera dans le vif, on se mettra gaîment à percer, rogner, trancher, charcuter, comme font les vétérinaires vis-à-vis de la race bestiale.

Notre peinture est loin d'être attrayante; mais tout ce que nous venons de dire est trop connu pour qu'on puisse nous accuser d'exagération.

Il n'est pas de cervelle si étroite qui ne sache parfaitement qu'un homme gelé ne donne plus d espoir, et qu'un mort devient froid comme le voyageur englouti sous l'avalanche. L'influence d'une température glacée produit un effet analogue sur les arbres et les plantes. Dès que le sang, chez un malade, circule facilement des pieds à la tête et de la tête aux pieds, ce malade n'est point en péril. Qu'importe? le médecin exige qu'il meure de froid.... Vite de la glace!... de la glace au dedans, de la glace au dehors, de la glace partout!

Chacun sait également que les substances vénéneuses altèrent et décomposent le sang et les humeurs.

Est-il permis de croire qu'une chose qui donne la mort, prise en quantité médiocre, puisse rendre la vie? Le poison, dont la médecine légale fait un si judicieux usage, désorganise à la longue la nature la plus forte; la corruption s'engendre chez le malade, elle déborde par les plaies, les vésicatoires, les sétons, les cautères, souvent par la bouche et les voies inférieures. Ce dernier dévoiement, dans certaines maladies, est le présage le plus certain de la destruction de l'homme, état horrible, auquel il devient aussi difficile de remédier qu'à l'état des fruits, lorsqu'ils tombent en pourriture.

Il est d'autres victimes, non moins à plaindre : nous parlons de celles dont les membres ont été brisés, *déboîtés*, et qui n'ont pu être guéries par ces docteurs de premier choix, par ces héros de la science anatomique. Ils n'ont rien remis en place. Combien de malheureux, devenus impotents, languissent et souffrent, sans pouvoir toucher au terme de leur déplorable existence! Si quelqu'un s'avise alors de leur porter secours ; si le guérisseur, sûr de son bras et de lui-même, se dispose à une opération dont le résultat n'est pas douteux, le juge se lève et lui crie d'une voix sévère :

« Arrête! tu as en perspective l'amende et la prison. Cette victime ne t'appartient pas. »

Ainsi vont les choses dans notre beau pays de France (1).

Quoi qu'on dise, il est nécessaire d'apprendre au peuple qu'à partir du moment où il a le malheur d'être malade ou blessé, sa vie entière est à la merci des hommes à diplôme. Il devient leur chose, leur propriété, leur immeuble. Les malades sont hors la loi. C'est un troupeau, dont un boucher a fait l'acquisition. Vous opposerez-vous à ce que ce boucher conduise tel ou tel bœuf à l'abattoir? Il est libre de tuer tout ce qui lui plaira, c'est trop juste.

Quand nous rencontrons sur le boulevard un médecin célèbre, dont la boutonnière étale orgueilleusement le ruban rouge, il nous prend envie de saluer jusqu'à l'asphalte et de nous courber devant lui, comme en présence d'un de ces conquérants fameux, d'un de ces intrépides sabreurs qui reçoivent d'autant plus de richesses, de

(1) Le 23 décembre dernier, la *Démocratie pacifique* publiait le nombre des médailles décernées, au nom du Roi, pour les belles actions et les traits de dévouement. Ces médailles sont au nombre de trois mille. On récompense l'homme qui sauve un noyé des flots, et l'on poursuit devant les tribunaux le guérisseur qui arrache à la mort un malade abandonné de la médecine légale.

Où est l'humanité ? Que deviennent la civilisation et la justice ?

titres et de récompenses, qu'ils ont jonché le champ de bataille d'un plus grand nombre de cadavres.

O Molière, où es-tu? toi dont la verve s'est exercée d'une manière si joyeuse, si véridique et si piquante sur les célèbres praticiens de ton siècle!

Nous avons promis de reparler d'une des exigences les plus inqualifiables du *Congrès médical*, c'est-à-dire de la suppression des sœurs de charité dans les hospices et dans les bureaux de bienfaisance.

Proposer une pareille chose est tout simplement une infamie.

Cela tend à nous mettre au niveau des nations les plus barbares. D'où vient que ces messieurs, pour trancher plus net, n'ont pas demandé la suppression du catholicisme? On leur eût accordé cette faveur de prime-abord Comment donc! ils ont fait marcher leur siècle dans une voie de progrès si rapide, ils ont tellement ravivé le flambeau des lumières, qu'on aurait mauvaise grâce à fermer l'oreille à leur douce et sociale requête. Pourquoi garder ces vieux autels? A quoi bon ces temples, ces tabernacles? Renversez tout cela, soufflez sur toutes ces absurdes croyances, dispersez-les au vent!

La matière est la matière, et le médecin est son prophète.

Parbleu! tandis qu'on est à l'œuvre, rien de plus simple que d'anéantir, avec la Religion, la Charité, celle de ses filles la plus radieuse, la plus sainte, et qui, repoussée de ceux-là même dont elle doit être accueillie de préférence, ne craint pas de se réfugier chez le Mahométan, le Juif ou l'Idolâtre. On effacera d'un trait de plume cette admirable parabole du Christ, que nous prions seulement Messieurs du *Congrès* de nous laisser relire une dernière fois.

« Un homme descendait de Jérusalem en Jéricho, et il tomba » entre les mains des voleurs, lesquels le dépouillèrent; et, après » qu'ils l'eurent couvert de plaies, ils s'en allèrent, le laissant à » demi-mort. — Or, il arriva qu'un prêtre descendait par le même

» chemin; et quand il l'eut vu, il passa outre. — Un lévite, qui » était près de là, le voyant, passa de même. — Mais un Samaritain, » qui voyageait, vint vers cet endroit, et, le voyant, fut ému de » compassion. — Et, s'approchant, il banda ses plaies et y répandit » de l'huile et du vin. »

Rassurez-vous, nos chers docteurs, quand vous aurez retranché cela du saint Livre, personne au monde ne s'avisera de panser les blessures que vous aurez faites.

Le guérisseur, impur Samaritain, n'y versera plus de baume.

Le prêtre et le lévite, qui, depuis les divins enseignements du Christ, connaissent un peu mieux leur devoir, l'oublieront de nouveau pour vous être agréables : ils doivent bien cette condescendance aux apôtres du matérialisme.

Allons, courage ! ne restez pas au milieu d'une si belle route. Vous nous conduirez loin, nos maîtres !

On conçoit que l'athée se pose en obstacle vis-à-vis du dévouement chrétien. Les nobles sacrifices de la foi ne sont point à sa hauteur. Il ne devine pas tout ce qu'il y a de sublime dans cette mission de la religieuse, qui s'assied au chevet du pauvre et sait calmer la douleur par l'espérance. Il veut enlever au moribond cette dernière joie, ce dernier sourire d'une charité compatissante, ce dernier rayon d'amour qui éclaire sa couche et monte au ciel.

Vous demandez, messieurs les médecins, qu'on éloigne la sœur de charité des hôpitaux et de tous les endroits où vous prétendez régner en maîtres? Eh bien! nous demandons, nous, qu'on l'y conserve et qu'on vous en chasse.

Ceci change un peu la thèse, nous l'avouons.

Toutefois, il est possible que les personnes sensées accueillent notre système médical avec une reconnaissance que devra doubler encore la parfaite connaissance du vôtre.

Il est facile de démontrer que, dans un laps de temps fort restreint, on peut rendre les saintes filles, qui se consacrent au service des malades, assez instruites pour vous remplacer avec un avantage immense. Vous guérissez très peu, nos chers docteurs : c'est positif, avéré, c'est un point acquis au procès. Or la religieuse guérit déjà, rien qu'avec sa douceur, son empressement, ses divines et consolantes paroles. Est-ce que ces femmes ne sont pas les anges de la terre? Est-ce que le malade ne prend pas toujours avec joie et confiance le bouillon, la tisane ou le médicament offerts par des mains chrétiennes?

Il est reconnu que l'état moral exerce sur l'état physique beaucoup d'influence. Une imagination frappée redouble à l'instant l'intensité du mal.

Est-ce vous, messieurs les docteurs, qui savez éloigner la crainte et ramener le calme dans ces pauvres têtes souffrantes? Qu'on interroge l'un après l'autre tous les malades, ils répondront que votre présence les glace d'effroi. Vous n'arrivez dans une salle que pour y étaler des instruments de torture; vous plaisantez des soupirs et vous riez des larmes. La terreur vous précède et l'horreur vous suit.

Croyez-nous, quittez les hospices avec toute votre séquelle d'élèves médecins et d'infirmiers mercenaires. Laissez agir la nature et les filles de Dieu : vous verrez si tous les malades ne sortent pas guéris de leurs mains. Bien plus, nous affirmons que les hôpitaux deviendraient inutiles, car ces édifices de la mort ne sont élevés qu'à votre intention. Ne vous faut-il pas des places, des appointements? et, par suite, du sang à verser, des membres à déchirer, des corbillards à remplir?

Disparaissez aujourd'hui, bientôt toutes ces vastes salles, encombrées de malades, seront désertes.

Rentrez sous terre, allez rejoindre la société nombreuse, à laquelle vous avez si gracieusement accordé l'hospitalité de la tombe; que chacun de nous soit maître de son existence, qu'on puisse acheter les médicaments où l'on voudra les acheter, comme le pain, le vin, comme toutes les choses nécessaires à la vie, et nous vous promettons que l'humanité sera beaucoup plus heureuse. Votre absence nous rendra l'âge d'or.

Allez, partez, ne vous gênez pas !

Une fois que vous ne serez plus là, charmants docteurs, les hospices manqueront de pensionnaires, et les saintes femmes que vous aviez le projet d'expulser pourront sortir volontairement. La chose alors se passera d'une manière convenable, vous n'aurez pas le regret d'avoir manqué aux plus simples lois de la galanterie française. Elles reparaîtront dans le monde pour y ramener la vertu, la joie, la santé. Les prêtres leur viendront en aide, et le précepte du Christ recevra son entier accomplissement.

Voyons un peu ce qui se passait au dernier siècle ; car si nous avons obtenu le progrès dans une foule de choses, nous avons rétrogradé pour quelques unes.

Avant 89, les filles de Saint-Vincent-de-Paule, de concert avec les religieuses de différents ordres et les dames de charité, ne réalisaient-elles pas infiniment plus de guérisons que tous les médecins réunis de ce temps là, bien qu'ils empoisonnassent un peu moins qu'aujourd'hui ?

Dans les couvents, chez les prêtres, au sein des demeures nobiliaires, partout, en un mot, où la charité faisait sa résidence, on trouvait les volumes utiles dont nous avons parlé précédemment, plus les *Dictionnaires de botanique et les plantes de Chomel.* Et, puisqu'il s'agit de Chomel, n'est-ce pas le cas de rappeler le souvenir de son oncle, curé de Saint-Vincent à Lyon ? Ce digne pasteur à guéri plus de pauvres à lui seul que toutes les écoles de médecine de l'Europe n'en ont fait mourir.

Ainsi jugez du nombre.

C'était la mode alors d'avoir en sa possession des livres qui vous aidaient à parcourir la vie en faisant le bien, comme c'est la mode à présent de dévorer les feuilletons *vertueux* de M. Alexandre Dumas. Chaque siècle a sa couleur, et M. Dumas lui-même a la sienne.

Mais, si nous reconnaissons que l'exemple de nos ancêtres est bon à suivre, pourquoi mettre un ridicule orgueil à ne point revenir sur nos pas? Dès qu'il est incontestable que l'herboristerie peut entretenir hommes et animaux en santé parfaite, pourquoi ne pas encourager l'herboristerie et lui voter des encouragements? Depuis Dioscoride, contemporain de Platon, qui a composé sur les propriétés des plantes alors connues en Europe un traité plein de mérite, il est très peu de médecins qui se soient appliqués à découvrir dans ces plantes d'autres avantages, quoiqu'il y en ait probablement encore d'immenses qui sont restés inconnus. On s'attache plutôt à remplacer tout cela par les poisons du règne minéral.

Insensés! qui ne comprennent pas que Dieu a mis sous notre main, sous nos yeux, les moyens de guérir, et n'a pas voulu, dans sa prévoyance infinie, que nous fussions obligés d'en faire la recherche au sein des entrailles du globe!

En vérité, ce serait justice de condamner toute l'Académie de médecine à se nourrir des oxydes et des substances minérales qu'elle tient en vénération si profonde.

Nous serions débarrassés bien vite de nos aimables docteurs.

Mais, sans leur faire subir la peine du talion et les priver de la vie, on pourrait seulement imiter à leur égard la conduite du sénat de Rome. Une première fois, il les bannit du territoire de la république; une seconde fois, il les fit honteusement traîner dans les rues par le peuple, car il avait acquis la certitude que le plus grand nombre des morts prématurées arrivaient par leur coupable ignorance et qu'ils étaient le fléau le plus terrible de l'espèce humaine.

Et pourquoi, s'il vous plaît, dans notre bienfaisante civilisation, le médecin n'est-il pas responsable des maux qu'il cause? Rome, puisque nous sommes en train de la citer pour exemple, exigeait que cette responsabilité fût aussi complète que possible, et l'Esculape y payait, en beaux talents d'or, la santé détruite du malade.

Y a-t-il rien de plus outrageusement absurde que d'être obligé de solder les honoraires du misérable qui vous tue?

Vous appelez un médecin, vous lui demandez la guérison. S'il vous remet en santé, récompensez-le, faites-lui des largesses. Mais, s'il vous rend plus malade, qu'il soit du moins permis de le traduire en justice. Qu'on le condamne à prendre, de ses ignobles médicaments et de ses poisons, une dose égale à celle qu'il a eu la sottise de vous administrer ; qu'on lui tire la même quantité de sang qu'il a tirée de vos veines. Sa fortune entière ne suffit pas à réparer le dommage : rien n'indemnise de la perte de la vie.

Lorsqu'on les voit, exempts déjà de toute poursuite, oser réclamer encore l'appui des tribunaux pour obtenir le paiement de leurs guérisons négatives, on est tenté de s'imaginer qu'ils sont les séides d'un gouvernement qui a peur des hommes et qui, par une fatale entremise, veut en diminuer le nombre, s'entourer d'impotents et abâtardir les races.

Heureusement, on connaît la France et ceux qui exercent le pouvoir.

Quoi! les ministres, chez nous, sont responsables, et l'on vous permettrait, à vous, médecins, de nuire impunément à vos frères? On vous laisserait le droit de nous empoisonner, de nous tuer... et de nous faire payer?

Point d'excuses! nous n'en voulons pas.

Que vous agissiez par erreur, par défaut de capacité, par dédain pour l'humaine nature, vous êtes coupables et vous méritez un châtiment.

Il est impossible de crier assez haut contre des abus qui s'enracinent chaque jour davantage. Nous examinons la question sous toutes les faces, nous discutons de toutes les manières, nous parcourons avec le lecteur les sentiers où nous avons passé déjà, tant nous craignons d'avoir laissé dans le trajet quelque raison puissante, quelque argument victorieux, que nos antagonistes puissent ramasser plus tard et tourner contre nous.

Donc, appelons une seconde fois un partisan déclaré des médecins.

Le voici. Nous l'avons bien en face. Il se fait un siége de ses préjugés, il nous regarde avec hardiesse et confiance.

A merveille ! restez assis, mon cher, et couvrez-vous au plus vite. Un rhume se gagne facilement. Bien plus, il peut dégénérer en fluxion de poitrine, maladie souvent dangereuse et que nos savants docteurs ne guérissent pas toujours.

Il hausse les épaules et ne daigne point répondre.

C'est malhonnête, n'importe. Quand il s'agit de convaincre les gens, on n'y regarde pas de si près.

— Vous croyez donc, mon pauvre ami, que l'École de Médecine possède les seuls et vrais moyens de guérir ?

— Je le crois.

— Vous êtes bien sûr que les études qu'elle dirige sont infaillibles ?

— J'en suis extrêmement sûr.

— Bon ! dès demain vous enverrez votre fils suivre les cours. C'est un excellent et studieux jeune homme, qui ne cultivera pas le carambolage, fréquentera peu la Chaumière et... polkera tout au plus une fois par semaine. Au bout d'un certain nombre d'années, il soutiendra sa thèse et recevra son diplôme.

— Où voulez-vous en venir ?

— Permettez.... Voilà votre fils docteur. Le premier malade qui lui tombe entre les mains est un hydropique.

— Diable! un hydropique!

— Préférez-vous un poitrinaire?

— Hydropique.... poitrinaire.... Bah! j'aime autant l'hydropique.

— Soit. Votre fils aborde ce premier malade. Il met aussitôt en usage ce que ses maîtres lui ont enseigné. Ponction sur ponction, tout marche au mieux. Néanmoins, par une fatalité difficile à comprendre, l'état du malade empire, ses forces diminuent, l'agonie sonne, il meurt.

— Après?

— Le second malade est atteint d'épilepsie....

— Je vous arrête.

— Pourquoi?

— Vous choisissez ce qu'il y a de plus difficile à guérir.

— L'expression n'est pas juste. Difficile à guérir, vous devriez dire *impossible*.

— Raison de plus, alors.

— Entendons-nous : impossible. . pour la médecine légale.

Notre homme ouvre de grands yeux effarés, nous regarde une minute dans un ébahissement inexprimable, et s'écrie :

— Allons donc! vous me persuaderez peut-être qu'on a jamais tiré d'affaire un hydropique?

— Parfaitement.

— Un phthisique?

— Cela se voit tous les jours.

— Un épileptique?

— Amenez-nous le premier venu, nous le conduirons chez plus d'une personne qui le guérira sûrement.

— Vous?

— Nous-même. Revenons à votre fils.

— Mais, pour opérer de semblables cures, quels remèdes peut-on mettre en œuvre?

— Des remèdes que la docte Académie n'enseigne à personne. Revenons à votre fils.

— Prouvez-moi qu'on ait guéri le moindre poitrinaire, et je me rends sans dispute, je maudis les médecins, la pharmacie, le diable!

— Nous verrons cela plus tard.

— J'étais sûr que vous alliez reculer.

— Vous serez convaincu bientôt du contraire. Mais, votre fils, y arrivons-nous enfin? Songez qu'il est docteur, morbleu! c'est grave.

— Je vous écoute.

— Vous nous reprochiez donc de lui mettre sur les bras, à ce pauvre jeune homme, des maladies qui déjouent tous les efforts de la science. Notez que ceci est déjà pour nous une victoire. Vous avouez humblement que les médecins sont des ânes : pardonnez-nous la trivialité de l'expression en faveur de sa justesse, et choisissons des maux faciles à guérir. Le second malade, près duquel est appelé notre nouveau docteur, souffre d'une gastrite.

— Voici qui est mieux.

— N'est-ce pas? On continue de suivre les préceptes de la sublime Académie. Diète rigoureuse, une cuillerée de lait tous les quatre ou cinq jours : encore est-ce énorme. Soumis à ce judicieux traitement, le malade souffre beaucoup moins, il digère à ravir; mais il tombe en étisie, tous ses organes se disloquent. Il n'y a plus d'huile dans la lampe, elle s'éteint. Bonsoir.

— Que dites-vous?

— De profundis. — Le troisième est attaqué d'une fièvre cérébrale. On lui applique des sinapismes aux jambes et de la glace sur la tête. Au moyen de cette adroite combinaison, le mal se déplace et vient se fixer sur les parties nobles. On est bientôt obligé de recourir.... aux Pompes funèbres.

— Encore un?

— Cela nous fait trois. Le quatrième...

— Arrêtez! mon fils n'ira point jusque-là. Ce serait une horreur. Sans doute il y a de l'exagération dans votre peinture...

— Pas beaucoup.

— Oui... les choses peuvent arriver comme vous le dites; mais quand un honnête homme reconnaît la vanité de la science, il se retire et n'exerce plus. Aux clients qui l'appelleront ensuite, mon fils répondra : Faites-vous tuer par d'autres!

— A la bonne heure. voilà comme on doit agir. Cette conduite serait celle de tous les médecins, s'ils étaient susceptibles de remords. Mais écoutez! Trois mois après avoir donné sa démission de docteur, votre fils rencontre une des victimes, loin de la couche desquelles il a cru devoir s'enfuir pour rester en paix avec lui-même. Or son ancien malade est frais, dispos, bien portant, gros et gras. Il vient de déjeûner au Café de Paris, et lorgne les promeneuses avec un petit air déluré qui ne sent plus la fièvre.

— Bah ! l'hydropique ?

— L'hydropique en personne. Qu'en dites-vous ?

— Je dis que mon fils l'abordera sur l'heure et ne le quittera plus, que, de gré ou de force, il n'apprenne le domicile du médecin qui a eu le talent d'accomplir une cure aussi prodigieuse.

— Peste ! Et si ce n'est pas un médecin ?

— Qu'importe ! Il bénira cet homme, le comblera de louanges, le suppliera de lui indiquer les moyens de réparer autant que possible le mal que la médecine fait commettre. Il achètera, s'il le faut, au poids de l'or une recette souveraine.

— En ce cas, nous prenons dès ce jour l'engagement formel de la lui procurer avec les preuves et les certitudes que vous désiriez avoir. Ce sera le premier Hippocrate qui ne s'armera pas de son diplôme pour traîner le guérisseur devant un tribunal et lui faire payer, en amendes et en cachot, le salut de ses frères. — Êtes-vous de notre avis, à présent ?

— Oui morbleu ! Satan confonde les médecins !

— Allez, et... ne croyez plus.

Nous voudrions ainsi tenir l'un après l'autre, sur le champ de la discussion, tous ces membres illustres du Corps médical, invités par M. de Salvandy à faire l'analyse des travaux du *Congrès*. Le ministre, disons-le vite à son éloge, n'a qu'une médiocre confiance en ces disciples de la mort. Il fait tout ce qui dépend de lui pour brider leur ambition, il cherche à entraver leur ardeur destructive, et, s'il daignait une bonne fois nous mettre en leur présence, nous ne tarderions pas à les confondre et à les perdre définitivement dans son esprit et dans l'opinion des Chambres.

Non, le *Congrès* ne l'emportera pas sur nous, car notre voix dominera les clameurs de cette audacieuse phalange.

Si les charlatans et les empiriques se sont mis en route pour sauver les hommes, qui les a contraints de s'imposer cette mission? L'abrutissement et la nullité du Corps médical (1). Dieu permettra toujours que de sublimes dévouements viennent braver les persécutions et sauver son ouvrage.

Quelques exemples entre mille :

Sous les yeux des médecins et malgré leur rage impuissante, une religieuse de l'hospice de la rue de Sèvres guérissait une multitude inouïe de malades et recevait nuit et jour leurs bénédictions enthousiastes. Il y a peu d'années de cela, chacun se le rappelle encore.

On se souvient également du grand nombre de malheureux arrachés à une mort certaine par le vénérable curé de Deuil, près Paris.

Et qui n'a pas connu, du moins de réputation, cette ancienne vivandière de la grande-armée, morte au Gros-Caillou, en 1845, à l'âge de quatre-vingt-trois ans? Elle avait parcouru l'Europe à la suite de nos troupes victorieuses. Les recettes admirables, recueillies par elle chez les nations diverses, opéraient des guérisons à l'infini. La mère Boucher (c'était son nom) a reçu plus d'une fois dans son pauvre galetas des ministres et des pairs de France, qui venaient la consulter en désespoir de cause. Elle leur rendait la santé, puis distribuait en aumônes les dons qu'elle tenait de leur gratitude. La vivandière de la grande-armée mourut pauvre,

(1) Quand on est sur une fausse route, plus on marche et plus on s'égare.
Si vous êtes au contraire sur le chemin de la vérité, chaque pas vous élargit l'horizon. Ceci explique pourquoi des hommes qui n'ont pas suivi les cours de la Faculté de médecine arrivent souvent à des découvertes que les médecins ne font pas avec toute leur science.

après avoir partagé aux nécessiteux plusieurs centaines de mille francs.

Demandez à la commune de Batignolles si elle n'a pas possédé un guérisseur, entre les mains duquel toutes les blessures se cicatrisaient comme par miracle. Nous parlons de M. Henri, plus célèbre encore peut-être par les cures étonnantes qu'il opérait sur les membres luxés.

Faites une excursion dans un département voisin, le département de l'Oise. Entrez à Chantilly et demandez la *Dame Blanche*. Il n'est pas un villageois qui ne vous conduise aussitôt chez la vénérable madame Paulan, connue depuis trente années par les bienfaits qu'elle répand autour d'elle. Dans la demeure de la *Dame Blanche*, vous trouverez toutes les béquilles des estropiés qui ont franchi le seuil et qui n'en ont plus eu besoin pour le repasser de nouveau, comme si un autre Christ leur eût dit : « Levez-vous et marchez ! » Lors d'un procès intenté à madame Paulan, la justice fit une descente chez elle et lui enleva ces béquilles, dont on chargea deux voitures. Mais aujourd'hui la maison s'en trouve remplie de nouveau ; car, malgré les poursuites, la *Dame Blanche* a continué son œuvre sainte (1).

Toute la capitale se souvient du fameux charlatan qui parut, il y a dix ou douze années, rue de Charenton, près de la place de la Bastille. Où est le malade qui ait eu recours à lui sans en obtenir une guérison prompte et radicale? Et cependant il serait impossible de calculer le nombre d'individus auxquels il a donné des consultations.

Un empirique de la rue des Vinaigriers montre sur son livre

(1) On a dû voir que, dans le cours de cette brochure, nous n'avons pas dirigé la moindre attaque contre les chirurgiens. Si leurs études étaient mieux conduites et faites en dehors de la dissipation des écoles, ils rendraient beaucoup plus de services encore qu'ils n'en rendent. La science chirurgicale a des règles fixes et des principes stables ; mais il ne s'ensuit pas qu'on doive refuser de s'approprier ce qu'il y a de bon chez les guérisseurs. La *Dame Blanche* a nécessairement une méthode secrète, pourquoi ne formerait-elle pas des élèves, dans l'intérêt même de la science et pour le plus grand bien de tous ?

vingt-huit mille certificats en bonne forme, signés de toutes les personnes dont il a sauvé les jours.

Mon Dieu! si nous sommes ennemis des médecins, si nous avons pour eux des reproches sanglants et des paroles amères, c'est que nous ne comprenons pas leur endurcissement, leur refus obstiné d'ouvrir les yeux à l'évidence. Pourquoi se tiennent-ils retranchés dans ces principes d'erreurs? Quel intérêt trouvent-ils à nourrir le mensonge? On nous verrait, avant qui que ce fût, leur prodiguer les vénérations et les hommages, si nous n'étions entourés des infortunes qu'ils causent, et si chaque page de leur histoire ne s'écrivait sur une tombe.

Nous serons toujours prêt à publier le nom de quelques uns d'entre eux, qui s'écartent d'une route fatale et qui respectent plus la vie de l'homme que les feuillets menteurs du *Codex* (1).

En première ligne, nous citerons le docteur Leroy. Sa médecine a guéri des malades par millions. Il est défendu d'en trouver un seul qui, après avoir *obéi scrupuleusement* au système, en ait éprouvé de fâcheux résultats.

(1) Dans notre siècle, si l'on avait repoussé jusqu'ici tout ce qui est progrès ou amélioration, les merveilles de l'industrie moderne seraient encore enfouies dans le cerveau des inventeurs. Il nous semble néanmoins qu'on devrait encourager surtout les découvertes qui tendent à détruire les maladies et à rendre plus florissante la santé de l'espèce.

Six mois suffisent pour que tout homme de bon vouloir puisse connaître la liste entière des remèdes certains, et guérir les maladies par les seules propriétés des végétaux.

Nous n'accusons pas les médecins de faire le mal de gaîté de cœur et pour l'unique satisfaction de nuire, mais il faut avouer alors qu'ils sont ou bien aveugles ou bien sots. Chaque jour on achète le droit d'un inventeur breveté. Pourquoi, par adresse ou par argent, ne chercheraient-ils pas à s'approprier les bonnes recettes et les remèdes spécifiques? Par quelle étrange manie préfèrent-ils dénoncer et poursuivre les propriétaires de ces recettes? Il n'est que trop évident que grand nombre d'hommes à diplôme meurent de faim dans l'attente d'une clientèle. Qu'ils fassent une cure brillante aujourd'hui, demain les malades viendront à eux. Donc ils sont à la fois les ennemis de leur intérêt personnel et les ennemis de l'humanité.

La *médecine anti-glaireuse*, qu'on pourrait appeler la sœur de la *médecine Leroy*, opère chaque jour des cures plus multipliées. Le nom de celui qui la prépare est devenu synonyme du mot *guérison*.

Dans le faubourg Saint-Germain, rue de l'Université, réside ce fameux médecin anglais, dont les consultations lumineuses sont toujours suivies sans repentir. Sa charité pour le pauvre est aussi connue que son talent.

Enfin, on ne peut nier sans injustice que la méthode Raspail n'ait entretenu depuis deux ans des milliers de santés.

Donc, ainsi que nous le disions plus haut, Dieu veille sur sa créature. Çà et là germe une semence féconde, qui finira, nous l'espérons, par étouffer l'ivraie pernicieuse. La vérité se fera jour et se débarrassera des nuages que le mensonge entasse autour d'elle. L'homme, ce chef-d'œuvre de la toute-puissance divine, cessera d'être épuisé, torturé, mutilé par des mains impies. Dans les plus modestes plantes comme dans les plus grands arbres, la nature a fixé la limite du développement. C'est avec scrupule qu'elle a compté les gouttes de sève qui filtrent dans la tige ou sous l'écorce. A plus forte raison le sang des hommes est-il mesuré avec justesse. Chaque vaisseau, chaque veine, chaque artère a son exacte capacité. Le précieux liquide ne doit point quitter son vase. Ajouter à cette mesure providentielle est impossible, autrement que par la nourriture et les organes digestifs; y retrancher quelque chose est un crime.

Un crime, entendez-vous, dignes partisans de la lancette, pères nourriciers de la sangsue ?

Tâchez un peu de nous répondre, illustres *saigneurs!*

Où avez-vous jamais vu qu'on tirât de la sève aux jeunes arbres pour les faire grandir, et aux vieux pour les rendre plus vigoureux? Auriez-vous la folie de retirer l'huile d'une lampe, au moment où vous avez besoin de voir clair ? Quand les wagons se disposent à prendre leur course, laisserez-vous échapper toute la vapeur d'une locomotive ?

O les habiles ! ô comme ils ont fait marcher la science !

Et dire qu'on ne leur dressera point d'autels !

Ça, voyons, écoutez-nous, *grandi doctores et savanti professores*. Nous promettons à chacun de vous les *OEuvres de Molière*, parfaitement illustrées et dorées sur tranche, si vous donnez une raison valable, une seule, pour démontrer que le sang n'est pas le moteur suprême de la vie. Oh ! vous n'y réussirez pas, nos maîtres ! il vous serait plus facile d'ajouter des *étoilas au cielo*, des *ondas à l'oceano* et des *rosas au printano*. L'homme qui n'a pas dans ses veines du sang, et du sang pur, ne possède ni santé ni force. Purifiez le sang, mais ne l'ôtez pas, car vous détruisez l'existence. Vous ressemblez au vigneron stupide qui jette le bon vin pour garder la lie.

Nous déclarons hautement que celui qui nous aura lu de sang-froid, après s'être prémuni contre tout préjugé, contre toute passion , et qui se confiera désormais à un médecin, sans exiger une garantie du traitement, — non pas une garantie de paroles ronflantes et de protestations creuses, mais une garantie positive en beaux et soyeux billets de banque, en valeurs ayant cours, — nous déclarons, disons-nous, que celui-là se trompe sur la nature de sa maladie, et que, si quelqu'un est appelé à lui donner des soins, ce ne doit être que cet aimable et facétieux docteur Rochoux , de la maison de Bicêtre.

Si le médecin refuse une garantie, glissez-lui doucement ces mots à l'oreille :

« Eh! mais, très cher, vous n'êtes donc pas tout-à-fait sûr de cette petite science? Diable! le cas est scabreux. Vous allez avoir l'obligeance de déguerpir. Qui tue les gens, les paie. »

Il est certain qu'en recevant partout une réponse ainsi conçue, ou à peu près, ces beaux messieurs seraient bien obligés de s'instruire ou de renoncer à leurs exécutions.

Tous les jours on a la sottise de prendre des remèdes, que ni le médecin ni l'apothicaire ne voudraient avaler. Ceci est le comble de la déraison et l'excès le plus monstrueux de la confiance. Un brin de sens commun suffit pour laisser pressentir qu'une chose capable de nuire à un individu bien portant, doit être infiniment plus dangereuse pour un malade.

Ici, le lecteur dira : Qu'allez-vous nous rendre en place de ces ruines que vous entassez autour de vous ?

D'abord, nous n'avons jamais eu le dessein de faire des ruines. Dans les institutions les plus mauvaises, il y a souvent de bonnes choses, qu'il est essentiel de ne pas détruire. Nous nous écrions, il est vrai : « Plus de médecins ! » et nous entendons par là : plus de médecins ignorants ! plus de médecins trompeurs ! plus de médecins qui s'imposent, quand on a la conviction de pouvoir se passer d'eux ! Qu'on laisse chacun libre de sa vie. Que les bonnes recettes ne soient point proscrites, et surtout qu'on ne les fasse pas analyser par l'Académie de médecine. Elle les déclare funestes, *systématiquement* et toujours, parce qu'elle est juge dans sa propre cause, et qu'elle a le plus grand intérêt à rendre impuissant le décret de 1809.

« Plus de médecins ! » c'est-à-dire plus de médecins qui empoisonnent avec les minéraux, au lieu de guérir avec les infaillibles propriétés des simples. Plus de médecins matérialistes ; plus de médecins athées, qui regardent leur malade, qui se regardent eux-mêmes comme un composé de fange, et nous tuent sans remords, puisqu'ils se croient sans âme.

Précédemment nous avons annoncé qu'un livre, intitulé : *Histoire de la vraie cause des maladies, et du moyen de s'en préserver et de les guérir*, était en ce moment sous presse ; on lira ce livre, et l'auteur attendra sans crainte l'Académie de médecine sur la brèche qu'il aura faite.

Voici pourtant qu'il nous faut revenir encore à ce fatal *Congrès*.

Nous avons oublié bien involontairement une des précieuses demandes faites au corps législatif, savoir : la création de médecins cantonnaux avec des appointements annuels de mille francs. Il y aurait par canton deux de ces Esculapes, et la dépense ne greverait le budget que d'une légère somme de cinq millions par an. Vous le voyez, c'est peu de chose ! Pour obtenir ce point, le *Congrès* prononce le grand mot de CHARITÉ.

« Pas possible ! s'écrierait Figaro. Qui trompe-t-on ici ? »

A coup sûr, ce n'est pas nous. Dieu nous préserve dans sa colère de la charité des médecins !

En créant deux ou trois mille de ces petites sinécures, que la noble Académie distribuerait à ses diplômes affamés, il est entendu qu'on ne fournira pas les médicaments. Un article de la loi ne peut en détruire un autre : le médecin conseillera, l'apothicaire vendra, c'est clair. Par malheur, les pauvres gens de nos villages sont très souvent éloignés des pharmacies, plus souvent encore ils manquent de l'argent nécessaire pour acheter le remède ; et comme, d'un autre côté, le médecin n'a pas le droit de délivrer le moindre ingrédient pharmaceutique, il faudra que le malade garde l'ordonnance sous son chevet (ce qui n'en sera que moins périlleux pour lui), ou bien que le pouvoir se résigne à dépenser cinq autres millions, et fasse établir dans chaque localité un dépôt de médicaments, afin que chacun puisse mourir un peu plus vite et d'après toutes les formules médicales.

Cependant, nous croyons qu'il y aurait un moyen très simple d'économiser les deniers publics et de renvoyer d'où ils viennent Messieurs du *Congrès* avec leur philanthropie douteuse et leur charité de contrebande.

Ce livre, dont on nous prédit l'apparition prochaine, une fois reconnu logique et radicalement salutaire, une fois appuyé dans ses moindres principes par des guérisons nombreuses, ne pourrait-il être distribué dans nos campagnes sans tumulte et sans charlatanisme ? On en ferait présent aux pauvres, pour lesquels il remplacerait le médecin et l'apothicaire.

Il serait indigne d'ambitionner ici le moindre bénéfice.

Le gouvernement se chargerait de l'avance des frais typographiques, qu'il recouvrerait bien vite par la voie de l'impôt et au moyen du plus simple centime additionnel. Tout le monde y gagnerait, à l'exception des médecins, qu'on pourrait inviter toutefois à gagner... la porte.

Sommes-nous assez explicite? manquons-nous de loyauté, de franchise?

Nous réclamerions nous-même pour cette œuvre un examen sévère; nous voudrions qu'on en repoussât l'auteur avec honte, si, d'un chiffre donné de malades, — DEUX MILLE, par exemple, — il n'en renvoyait DIX-NEUF CENTS guéris. Le reste se composerait des victimes d'un traitement absurde ou d'un mal négligé : les organes détruits ne se réparent plus.

Et qu'on n'accuse pas ce projet de folie, tant qu'on refusera d'admettre ceux qui l'exposent à la confirmation éclatante de leurs principes.

Si l'on écoute le *Congrès*, on doit écouter ses adversaires.

Nous demandons dix millions d'économie, une belle régénération du peuple, des hommes solides et forts, de bons laboureurs pour nos champs, de bons soldats pour nos armées, la suppression de presque tous les hospices, de presque tous les bureaux de bienfaisance. Nous parlons dans l'intérêt de tous; les médecins ne parlent que dans leur intérêt personnel (1).

Il faut voir comme ils savent s'entendre, comme ils marchent en cohorte impénétrable, comme ils se tiennent affectueusement par

(1) Si l'on nous trouvait téméraire d'oser, faible que nous sommes, attaquer tout un corps aussi célèbre, aussi imposant, aussi revêtu de puissance et de gloire que le corps médical, nous répondrions que, dans cette grande famille de l'humanité, celui qui manque l'occasion de se rendre utile à ses frères, pèche à la fois contre la nature et contre Dieu.

la main, eux, si divisés d'ordinaire, et presque ennemis, eux qui s'accablent d'injures par l'entremise de leurs feuilles médicales et cherchent à s'écraser réciproquement dans leurs systèmes contradictoires.

Mais il s'agit du palladium sacré : plus de querelles !

Ils s'embrassent de tout cœur, sauf à se dévorer plus tard.

Le point important n'est-il pas de gagner un terrain libre, où rien ne les entrave ? Il n'est pas un d'entre eux qui ne voie son pain, son avenir, sa fortune, au bout de cette loi tant désirée. De là vient tout le vacarme. C'est la cause de leurs cris, de leurs sollicitations, de leurs prières.

Allons, messieurs les députés, laissez-vous fléchir, votez cette petite loi ! Qu'est-ce que l'intérêt du peuple, après tout, mis en regard des prétentions de nos gracieux docteurs ?

Et puis ce bon peuple se laissera bien tuer un peu pour les faire vivre . . . .
. . . .
. . . .
. . . .

On se rappelle que les vétérinaires se joignent aux médecins et aux pharmaciens. Ils veulent obtenir leur part des faveurs législatives.

C'est une épidémie d'égoïsme.

Après avoir pris la défense des hommes, qu'il nons soit permis de prendre un peu celle des bêtes.

Les vétérinaires supplient la Chambre d'infliger des peines rigoureuses à ces individus des campagnes, qui, sans avoir fréquenté l'École d'Alfort ou toute autre boutique à diplôme, ont l'audace de porter secours aux propriétaires ou aux maîtres de ferme, dont le bétail languit, souffre, et menace de succomber aux atteintes d'une contagion.

De ce côté-ci, les choses se passent absolument comme de l'autre. Le médecin des bêtes prétend qu'il a le droit exclusif de tuer et d'empoisonner tous les quadrupèdes de son arrondissement. Il va même un peu plus loin que le médecin des hommes, car, dans un cas de peste, par exemple, on n'a jamais vu celui-ci faire mourir des individus bien portants, sous prétexte d'arrêter la marche du fléau.

C'est le procédé judicieux que le vétérinaire emploie. Nous reviendrons là-dessus.

On avouera que si les nombreux praticiens qui exercent la médecine bestiale se montraient un peu plus habiles dans leur art, chacun s'empresserait de les appeler, et non de recourir à des paysans. Savez-vous pourquoi la gale, le farcin, la morve ne font qu'empirer, à la suite du traitement des vétérinaires? La raison en est fort simple. C'est que des animaux en santé parfaite ne manqueraient pas de tomber dans le dépérissement et de mourir si on les assujettissait au même régime, si on les forçait à prendre les mêmes remèdes.

Comme les médecins, les vétérinaires reçoivent une instruction fatale. Ils étudient l'art de chercher, de composer des poisons; ils s'appliquent à les essayer, à les administrer le plus savamment possible, au-dedans et au-dehors. On jurerait qu'ils ont reçu l'odieuse mission d'anéantir les œuvres de la nature.

Comme les médecins, ils ferment les yeux et ne veulent point voir. Ils ne devinent pas que le Créateur a mis sous le ciel des moyens de guérison pour tout ce qui respire. Rien ne dissipe leur aveuglement, pas même l'instinct de l'animal qu'ils prétendent soigner, car celui-ci les mènerait aussitôt vers les plantes et choisirait celle qui lui est le plus salutaire (1).

(1) Cet admirable instinct des animaux est bien connu; et c'est une triste vérité que, plus les hommes s'écartent des indications muettes et pourtant si éloquentes de

Comme les médecins, ils ne savent pas que le sang c'est la vie, que la corruption c'est la mort, et ils s'acharnent à tirer du sang pour faire place à la corruption. Les animaux évacuent les humeurs par la voie des déjections, par la bouche ou les narines : à quoi bon leur percer la peau d'outre en outre avec des sétons? N'est-ce pas une atrocité sans pareille de brûler les jambes d'un cheval, quand on peut dissoudre les liquides pernicieux qui gênent la circulation, les faire sortir et les remplacer par du sang pur? Néanmoins on entend vanter tous les jours les vétérinaires qui se montrent habiles dans cette opération infernale.

Ajoutez à toutes leurs gentillesses vis-à-vis du malheureux bétail le traitement invariable par les substances vénéneuses, et sachez, de plus, qu'en empoisonnant les animaux, ils nous empoisonnent nous-mêmes.

En voici la preuve.

Tous les jours on voit la justice ordonner l'exhumation d'un cadavre et le soumettre au travail des chimistes. Il arrive que ces derniers trouvent de l'arsénic pour résultat de leur analyse. Mais, ce poison, d'où vient-il? Oserez-vous arguer de là pour dire qu'un crime a été commis et condamner peut-être un innocent? Ignorez-vous que les vétérinaires emploient l'arsénic et l'emploient sans cesse en substance, en frictions et en emplâtres? que c'est leur remède de prédilection, lorsqu'il s'agit de guérir de la gale toute une

la nature, plus ils tombent dans l'incertitude et dans l'erreur. Ne devrait-on pas faire de constantes recherches sur les propriétés des simples et relire sans cesse tout ce que les anciens ont écrit à cet égard? Un vétérinaire judicieux comprendrait en outre qu'il y a presque chaque année des excès de température, soit en humidité, soit en chaleur. Tout ce qui existe en ressent plus ou moins l'influence, selon que les produits qui servent à l'alimentation se trouvent plus ou moins avariés. Les animaux qui absorbent cette nourriture malsaine éprouvent nécessairement une altération dans le sang et les humeurs. De là peuvent naître des maladies désastreuses, si l'on ne chasse aussitôt ces humeurs malignes. Et comme dans les aliments il y a, soit des qualités toniques, soit des qualités réfrigérantes, le vétérinaire doit calculer pour chaque espèce d'animaux les portions à ajouter ou à retrancher. Quand par malheur on n'a pas le choix, il faut recourir à des purgatifs suffisants pour chasser la corruption qui résulte de la mauvaise nourriture.

bergerie (1)? La chair des animaux est empoisonnée. Mangez de cette chair, le poison s'infiltre dans vos veines. Qu'elle devienne la pâture d'autres animaux, des porcs, par exemple, vous ne pourrez également manger de ces derniers sans que les atômes pernicieux ne se glissent en vous.

Et pourtant voilà de ces choses dont l'admirable *Congrès* ne daigne point se préoccuper.

Sans doute cet empoisonnement universel n'affecte pas de la même manière toutes les organisations. Les hommes vigoureux en ressentent beaucoup moins les atteintes; mais il y a des malades chez qui cela suffit pour retarder la guérison. D'autres deviennent incurables. Quant à ceux que les excellents remèdes du *Codex* ont empoisonnés déjà, beaucoup peuvent en mourir. Chez le plus grand nombre enfin, la substance mortelle reste en quelque sorte endormie dans la masse du sang, corrompt les fluides et transmet aux générations un levain fatal. Ce dernier point n'est malheureusemeent que trop vrai, et l'on doit comprendre enfin par quel enchaînement inouï, le mauvais vouloir des uns, l'ignorance des autres et le condamnable orgueil de tous propagent dans l'espèce humaine la maladie et la mort.

Le gouvernement doit chercher un remède à ces désastres. La santé des hommes est précieuse pour lui ; la santé des bestiaux intéresse non-seulement leurs propriétaires, mais encore toute la population d'un royaume.

Si les vétérinaires sont inhabiles et ne connaissent pas le moyen de prévenir les maladies chez le bétail, jamais un pâturage ne comptera de beaux élèves. Il y aura disette, et par contre-coup cherté dans les viandes. D'infâmes spéculateurs continueront à débiter au peuple, comme ils le font chaque jour, la chair des animaux malades, et souvent des animaux morts (2).

(1) On tue, année commune, douze cent mille moutons à Paris. Cette viande est celle dont la consommation est la plus grande. Or, presque tous les moutons attrapent la gale, et tous sont traités par l'arsenic.

(2) On frémit de songer que la capitale absorbe quotidiennement des milliers de

Ce qu'on demande à un médecin et à un vétérinaire, ce n'est pas le titre qui leur permet d'exercer, mais bien la prompte guérison des maladies. De même qu'il est absurde d'enlever à un homme le droit de confier son existence à celui qu'il juge capable de la sauver, de même on ne peut défendre au maître d'un troupeau de choisir le premier paysan venu, si celui-là plutôt qu'un autre soigne judicieusement le bétail et chasse la contagion.

Pourquoi M. le ministre de l'agriculture n'interviendrait-il pas, lorsqu'il est reconnu, par exemple, qu'un guérisseur sans brevet a préservé d'une épidémie tout un troupeau? Serait-ce donc une chose si blâmable que de mettre ce guérisseur à l'épreuve et de consacrer quelques fonds à une expérience salutaire?

Si les moyens sont bons, qu'importe l'homme qui les trouve?

On jugera par quelques chiffres des nobles exploits de messieurs les vétérinaires, depuis le commencement du dernier siècle jusqu'à l'époque présente.

Un Allemand, très versé dans la statistique, a prouvé par des relevés officiels qu'en Europe, de 1711 à 1799, les maladies contagieuses avaient amené la perte de cent millions de têtes de bétail, sur différentes espèces d'animaux et particulièrement sur l'espèce bovine, perte qu'on ne peut pas estimer à moins de cinq milliards.

En 1787, le gouvernement français chargea les membres de l'Académie de médecine de Paris, conjointement avec l'élite des vétérinaires de France, d'employer tous les moyens que leur fournissait la science pour arrêter les progrès d'une contagion. Ces ingénieux savants ne virent rien de mieux que de faire abattre

livres de viande découpée en biftecks sur les charognes de Montfaucon. Les affreux *mercandiers* de la Chapelle-Saint-Denis vendent ouvertement à la charcuterie parisienne une masse effroyable de chair suspecte et malsaine. Il n'y a pas jusqu'aux bouchers qui n'achètent au poids les os provenant de l'équarrissage.—Ah! si le préfet de police le savait!

tous les animaux sains en même temps que les animaux malades (1).

En 1814 et en 1815, les pertes éprouvées en France sur l'espèce bovine, toujours frappée du même typhus, furent évaluées à près de cent millions.

En 1836, le gouvernement hollandais remboursa le prix de soixante-seize mille têtes de gros bétail atteint d'épizootie et tué par ordre des vétérinaires de l'État (2).

Ainsi, voilà le remède qu'ils trouvent, l'abattage. Le dernier mot de l'art vétérinaire est *extermination*. Viennent le choléra, la peste ou le scorbut, les médecins finiront peut-être par imiter vis-à-vis de nous un si bel exemple.

Nous vivons dans ce consolant et doux espoir.

Dans un siècle moins frivole et moins léger que le nôtre, nous rougirions de plaisanter en traitant des questions aussi graves. Mais aujourd'hui, pour le plus grand nombre des lecteurs, il faut que la raison elle-même et la logique prennent une marotte et en fassent résonner les grelots.

Tâchons néanmoins de poser sérieusement et nettement nos conclusions.

Le *Congrès médical* demande des lois : voici, d'après nous, ce que devrait décider la Chambre dans sa prudence et sa sagesse :

1° Les médecins et les pharmaciens n'ont pas le droit de prétendre que l'espèce humaine leur appartient.

2° Pour être malade, un homme n'en est pas moins le maître de

(1) Nous croyons néanmoins, pour leur honneur, que dans ces animaux sains ils avaient cru entrevoir le germe de la maladie.

(2) Beaucoup d'autres gouvernements furent obligés de recourir à des lois, afin de conserver des animaux pour la reproduction.

ses jours. Il reste libre de demander à qui bon lui semble des remèdes et des conseils.

3° Ceux à qui l'on demandera ces conseils et ces remèdes pourront donner les uns et procurer les autres.

4° Il sera positivement interdit à tout docteur et à tout apothicaire d'avoir entre les mains la moindre substance vénéneuse. Il leur sera défendu de même de composer aucune espèce de préparation qui, prise en double dose, soit capable de mettre en péril la santé de quelqu'un. Ces deux sortes de délits seront constamment réprimés, et les *guérisseurs sans diplôme* encourront une peine beaucoup plus sévère.

5° Un pharmacien pourra recueillir chez lui les médicaments de toutes les pharmacopées du monde ; mais, sous aucun prétexte, les remèdes empruntés ou inventés par lui ne devront contenir de poison. — Il aura le droit, en outre, d'annoncer et d'afficher ses produits, lesquels néanmoins seront toujours sujets à contrôle. En cas de duperie ou de mensonge, on prononcera contre le pharmacien de fortes punitions et l'on accordera des dommages-intérêts aux personnes trompées.

6° Le pharmacien qui prépare les remèdes et qui, par conséquent, connaît leur vertu, ne sera nullement inquiété, s'il donne des conseils.

7° Le médecin qui rédige l'ordonnance, et qui par là même est instruit de la composition des remèdes, pourra les préparer partout et toujours (1).

8° On ne refusera pas aux herboristes la permission d'étudier les végétaux et d'en expliquer, lors de la vente qu'ils en feront, les

(1) Nous soutenons que le médecin doit avoir en sa demeure un laboratoire. S'il juge humiliant pour sa dignité de préparer lui-même le remède, quelle confiance peut avoir en lui son malade ? Il résulte de notre observation qu'il n'y aurait plus besoin de pharmaciens, ou que les pharmaciens eux-mêmes seraient obligés d'être médecins.

propriétés et l'usage. Il leur sera défendu de tenir aucune plante vénéneuse, sous peine d'encourir à cet égard la même condamnation que les pharmaciens. Des inspecteurs visiteront, cinq ou six fois par an, la boutique des herboristes et les frapperont d'une amende, s'ils ont oublié le nom des simples ou s'ils en débitent d'avariés.

9° La sage-femme devra connaître des remèdes faciles et efficaces tout ensemble, qui puissent entretenir en santé parfaite les mères et les enfants. Si par incapacité notoire elle cause des malheurs, elle sera passible de dommages-intérêts. A la seconde faute grave on l'interdira.

10° Quant aux vétérinaires, on les punira rigoureusement s'il est reconnu qu'ils se servent de poisons. Ils seront responsables des pertes qu'ils feront subir aux propriétaires de bestiaux, lorsqu'on prouvera que ces pertes sont le résultat de remèdes dangereux, dictés par l'ignorance.

11° Dès qu'on pourra faire les mêmes reproches aux guérisseurs sans diplôme et les prendre aux mêmes fautes, ils seront condamnés à une punition double de celle des vétérinaires.

12° Il sera permis de poursuivre en justice tout docteur en médecine entre les mains duquel un malade aura succombé. La famille plaignante se portera partie civile, et, sous peine de dommages-intérêts très forts envers le médecin, devra prouver victorieusement que les ordonnances contenaient des poisons et que la mort a été la suite d'un traitement funeste (1).

Les principes les plus simples de la justice et du sens commun sont là pour nous appuyer dans nos réclamations.

Etablir avec équité les droits de tous, ne pas sacrifier à l'intérêt

(1) Si l'on veut bien se le rappeler, le *Congrès* demande que chaque ordonn[illegible] soit gardée par le pharmacien. C'est fort habile de la part de ces messieurs[illegible] nous croyons que les ordonnances doivent demeurer entre les mains des famille[illegible] afin qu'elles puissent servir à prouver, dans l'occasion, quelle a été la nature du traitement.

du petit nombre, respecter le sentiment individuel en même temps que la liberté, cette arche sainte à laquelle on ne touche plus en France ; juger du talent et de la capacité par l'effet produit plutôt que par des assertions vagues et des mots sonores, apprécier les actes, mépriser les phrases, voilà ce que nous supplions la Chambre de faire, et nous croyons en cela nous montrer plus raisonnables que le *Congrès médical*.

Gardez le médecin, mais ne l'imposez pas.

Le diplôme est un mot, la mort est un fait.

Nous terminons ici notre brochure en réclamant, toutefois, l'indulgence de nos lecteurs pour ce travail rapide, pour ces pages écrites au courant de la plume, sans plan ni méthode, mais où nous avons mis toutes nos convictions, toute notre âme.

« Fais ce que dois, advienne que pourra ! »

FIN.

www.ingramcontent.com/pod-product-compliance
Ingram Content Group UK Ltd.
Pitfield, Milton Keynes, MK11 3LW, UK
UKHW020958180726
13838UKWH00003B/1378